文經家庭文庫 C228

女性的疑難雜症
關鍵50問

臺北醫學大學附設醫院
婦產部主治醫師 陳菁徽 著

COSMAX
PUBLISHING Co.
Since 1981

文經社
Taiwan

給女兒
的話

　　當年在立法院推動防治子宮頸癌與乳癌相關法令的立法過程中，深知罹癌婦女朋友的辛酸，也確實了解婦產科醫師的操勞。

　　也正因如此，當菁徽從醫學院畢業，告訴我要選擇婦產科時，我是舉雙手反對的。儘管在聽完她職場抱負的敘述後，我屈服了，但當下的心情卻是充滿不捨。

　　現在，我要說：「菁徽，妳對了，媽錯了，媽以妳為榮。」

　　因為妳願意投入大多數醫生都避之惟恐不及的婦產科，居然還樂此不疲，甚至做得有聲有色，為人母親，除了欣慰，就是驕傲！

　　在新書即將出版的時刻，雖然內心充滿驕傲與感恩，但不捨的心情卻是怎麼也揮不去，除了預祝妳事業有成，還是要叮嚀妳注意身體健康。

黃昭順 謹識

把每位患者當成自己的姊妹

　　說來有趣，在我沒有進入醫學院，甚至是選擇婦產科之前，似乎也對自己的身體，尤其是最私密的下半身，沒有任何瞭解。有幾個人曾經拿鏡子看過自己的會陰部？又有幾個人會記錄自己的月經週期，知道自己的排卵期呢？

　　在我自己進入婦產科這個領域之後，我一邊自我學習，也一邊和患者成長。每一位患者都是我最好的老師，她們給我所有藥物的真實反應，我觀察和紀錄她們手術之後的恢復過程，都是我在教科書裡讀不到的。

　　身為婦產科女醫師，很多女性難以啟齒的事，都能大方和我分享，讓我有教學相長的機會。我自己也常以身試法，各種新式藥物或是療法，我都自己親自試試看，去體會患者的感受。

　　我曾經自己拿著排卵針往肚子扎，也曾經用陰道塞劑試試看能塞多深，還試用過新的避孕環，更試吃過一些藥物去體會可能帶來的副作用。擁有同理心與感同身受的心情，看診時，就像把每位患者當成自己的姐妹，去分享的她們的喜怒哀樂。

這本書裡面都是一些婦產科常見的疑難雜症，比如陰道炎、經痛等等，更是我自己刻骨銘心的經驗。希望各位讀者讀了這本書之後，能不畏懼前去婦產科看診，更可以把婦產科醫師當成守護健康的朋友，進一步對各式各樣的婦科保健常識有所了解，分享給身邊的姐姐妹妹們。

　　只要能從小問題開始關心，就能夠預防小病蔓延成大病，希望每一位女性同胞都能由內而外綻放出健康美麗的光芒。

陳菁徽

目次

02 推薦序／
03 自序／
07 醫師診療室

PART 1 月經 帶給女生的困擾

Q1 何謂經前症候群？有方法可以改善嗎？ 14

Q2 為什麼「好朋友」來的時候皮膚都會粗糙？ 18

Q3 肚子痛的原因有哪些？ 23

Q4 為什麼會經痛？可以治療嗎？ 28

Q5 經期不能吃冰？適合運動嗎？ 31

Q6 月經來的時候，吃再多也不會變胖？ 34

Q7 出國遇到生理期，催經、延經會危害健康嗎？ 38

Q8 用衛生棉好，還是用棉條好？ 42

Q9 女生容易失眠該如何改善？ 45

Q10 初經來了，需要去看醫生嗎？ 49

Q11 為什麼我的月經一次來了20天？ 52

PART 2 關心女人的「孕事」

Q12 「排卵期」要如何計算？量基礎體溫準確嗎？ 56

Q13 何時可以驗孕？怎麼算預產期？ 60

Q14 懷孕時要怎麼改善手腳冰冷？ 63

Q15 懷了雙胞胎，我要特別注意什麼嗎？ 67

Q16 為什麼我會反覆流產 70

Q17 坐月子期間不能洗頭？ 73

Q18 都生完了，為什麼還瘦不下來？ 77

Q19 口服避孕藥是否會造成日後不孕？ 82

Q20 裝子宮內避孕器，我以後還可以懷孕嗎？ 87

Q21 用「事後避孕丸」來避孕，有效嗎？ 90

Q22 還有沒有其它的避孕方式？ 92

Q23 女生結紮後會不會變胖？ 97

Q24 服用RU-486墮胎，安全嗎？會不會有後遺症？ 100

Q25 「人工流產」會不會有後遺症？ 103

Q26 「人工流產」後，需要坐月子嗎？ 107

Q27 「子宮外孕」會不會一再發生？ 110

Q28 為什麼我會「不孕」？不孕怎麼辦？ 114

Q29 子宮後傾的女生會不會不孕？ 117

PART **3** 其它困擾妳的**那些事**

Q30 新手媽媽要怎樣兼顧家庭和工作？ 122

Q31 我一直暴飲暴食，就是「暴食症」嗎？ 125

Q32 下半身肥胖要怎麼瘦？ 129

Q33 醫師，我可以不要「內診」嗎？ 133

Q34 女生的私密處要怎樣保養？ 136

Q35 乳暈可以用漂白霜來漂白嗎？ 140

Q36 乳房有硬塊，一定就是得了乳癌嗎？ 143

Q37 女生很容易「貧血」，該怎麼辦？ 146

Q38 女生比較容易泌尿道發炎嗎？ 150

Q39 更年期一定要吃藥或是荷爾蒙嗎？ 153

Q40 更年期可以有性生活嗎？ 158

Q41 為什麼會漏尿？該怎麼治療呢？ 161

Q42 巧克力囊腫會導致不孕嗎？ 164

Q43 巧克力囊腫會一直復發嗎？ 167

Q44 子宮內膜癌和子宮頸癌不一樣嗎？ 170

Q45 子宮頸抹片檢查應該從幾歲開始做？ 173

Q46 「子宮頸抹片檢查異常」，就是得了癌症？ 176

Q47 幾歲可以打子宮頸癌疫苗？ 179

Q48 子宮肌瘤一定要開刀嗎？ 183

Q49 卵巢癌初期有症狀嗎？ 186

Q50 滿臉痘痘為什麼要看婦產科？ 189

個案一

子宮肌瘤

　　林小姐今年25歲，來門診時臉色慘白，最近月經量越來越多，幾乎天天需要用到夜用型衛生棉，每天都覺得很疲倦又很想睡，在辦公室一直打哈欠，主管交代的工作都沒辦法專心做，所以到門診求診。經抽血及超音波檢查才發現血紅素竟然只有6，是正常人的一半而已，並且有一個4公分的子宮肌瘤剛好長在子宮腔裡，所以月經量才會那麼多。

個案二

巧克力囊腫

　　黃小姐今年26歲，近半年開始月經來都很痛，剛開始吃止痛藥可以緩解疼痛，這兩個月吃藥沒效，都痛到掛急診打止痛針。而且經期的前後肚子都很脹氣又便祕，幾乎沒辦法吃東西，經期時又一直跑廁所，每個月有一半以上的時間肚子都在不舒服。跟男朋友進行性行為時也很不舒服，也因此跟男友吵架，生活簡直生不如死。經抽血檢查CA125指數高達70，超音波檢查發現有一個5公分大小的卵巢囊腫（巧克力囊腫），進行內診觸碰到子宮頸後面（骨盆腔底）非常疼痛。

個案三

多囊性卵巢

王小姐今年22歲，從有月經開始就很不規則，常常兩三個月才來一次，來月經量也不多。臉上痘痘一直長不停、體重越來越重、手毛腳毛也越來越多，所以來門診求診。

個案四

陰道炎（黴菌感染）

許小姐今年30歲，因為是做業務所以需要騎車在外面跑來跑去，為了工作方便幾乎都是穿長褲，最近這幾天天氣很熱，每天出去跑業務工作都跑到一身汗，忙起來連上廁所的時間都沒有。最近發現陰道開始出現有味道的白色塊狀分泌物，而且會陰部搔癢，前來求診。

個案五

抹片異常

葉小姐今年30歲新婚半年，婚前都有定期做子宮頸抹片檢查，剛做完今年的定期檢查，子宮頸抹片報告是高度子宮頸鱗狀上皮細胞病變（HSIL），因故到診所求診，經醫生建議做HPV基因分型及薄層子宮頸抹片檢查。薄層子宮頸抹片報告為重度子宮頸上皮細胞病變併子宮頸原位癌（CIN3）、HPV分型為16型陽性，葉小姐非常擔心，明明自己是固定單一性伴侶，為什麼HPV檢驗會是陽性。現在準備要懷孕生小孩，害怕自己無法生育，已經很多天都沒有睡好了。

女性生殖系統是由人類女性的生殖器官組成的系統，構造很精細、複雜。可分成內生殖器官和外生殖器官，分別指生殖系統在體內不可見的部分和體外可見的部分。內生殖系統包括卵巢、輸卵管、子宮、子宮頸和陰道，外生殖系統則包括大小陰唇、陰蒂、尿道口、陰道口，以及各種腺體等等。

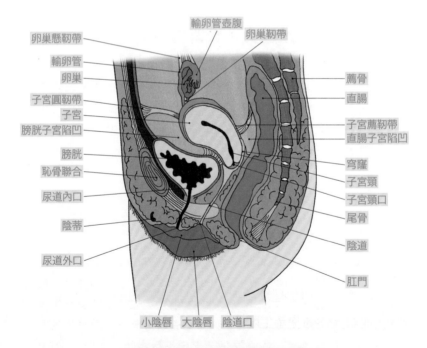

女性生殖器官及周圍之構造

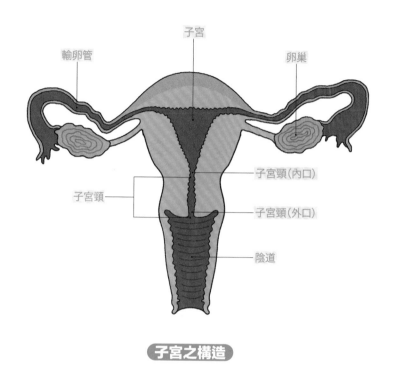

子宮
輸卵管
卵巢
子宮頸(內口)
子宮頸
子宮頸(外口)
陰道

子宮之構造

　　女性生殖器官何其偉大，可以產生月經，可以孕育生命、分娩出新生兒，也可以享受性愛的快感，而微妙的荷爾蒙波動更常牽動着女性的心理生理反應。但這些都是人體的器官，也會發生疾病，而對女性同胞產生困擾。

　　個案一到個案五都是一些門診常見的婦科疾病，也是我經歷過真實的案例。這本書的內容從最簡單的經痛、陰道炎、月經不

規則等，到癌症的預防，都詳加描述。希望能讓讀者更瞭解自己身體構造、運作的機制，並且進一步關心週遭姐姐妹妹的健康，讓女人由內而外散發出健康的光輝。

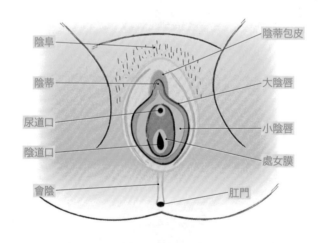

陰阜

陰蒂

尿道口

陰道口

會陰

陰蒂包皮

大陰唇

小陰唇

處女膜

肛門

陰道口之構造

Part 1

月經
帶給女生的困擾

月經，很多女生會用大姨媽、生理期、好朋友……等來稱呼它；月經是指子宮內膜（Endometrium）脫落，脫落的內膜組織和血液從陰道排出，流出的血稱為經血。每個月來都會來一次的經期，常會造成經痛（下腹痙攣）、憂鬱、畏寒等，還有其他的合併反應，經常是女性每個月都要哀怨一次的主要原因。

Q1 何謂經前症候群？
有方法可以改善嗎？

女性月經前會有1~2週的時間感到身體不適，可能會出現煩躁不安、易怒、緊張及憂鬱、焦慮及暴食、嗜睡等症狀。形成經前症候群的原因並不清楚，不過起因是由於荷爾蒙的變化。

　　經前症候群最初被看作是一種想像的疾病，婦女最初開始抱怨這些症狀時，通常被解釋為「完全是她們的想像出來的」。西元1980年代早期被用於一次命案的刑事辯護之後，人們對經前症候群的重視和研究才開始有所增加。

　　80%大多數育齡女性於月經前1~2週會有一些經前身體不適和煩躁不安，當月經來潮後就會緩解消失。造成經前症候群的原因並不清楚，不過特點是由於經前荷爾蒙變化，導致女性於月經前出現不適的症狀。這些不適的症狀大多是輕微的，約5~8%女性有嚴重的經前症候群，甚至影響日常生活和作息，其中3個最顯著的癥狀就是易怒、緊張和煩躁不安（苦惱）。

　　女性在過去連續2個月經週期中，至少需要經歷一項情緒

上及一項生理症狀、並影響到日常生活。以下為最常見的經前症候群症狀。

①情緒症狀

生氣或易怒
情緒低落，煩躁不安
情緒波動
憂鬱、發愁
焦慮或緊張
對日常生活失去興趣，明顯缺乏動力
情感不穩
顯著的變化食慾，暴飲暴食，或對食物的渴望
注意力無法集中
嗜睡或失眠

②生理症狀

乳房脹感或觸痛
腹部水腫、腹脹或有下墜感
頭痛
四肢水腫

改善經前症候群的方法

①生活習慣調整

務必要戒煙，也不要攝取過量咖啡因（如巧克力、咖

啡、可樂、茶等）。

②多做有氧運動

像是跑步、游泳、有氧運動等，運動完要有充分的休息和睡眠。

③多吃纖維食物

多吃蔬菜，也要避免攝取甜食等精緻糖類，因為精緻糖類會讓身體血糖的起伏變化加大，情緒、症狀會更惡化，可改用少量多餐以避免症狀發生。若真的很想吃甜食，建議選擇含鐵質較多、天然糖份豐富的食物，例如：乾果類的葡萄乾、紅棗、柿乾、龍眼乾……等。

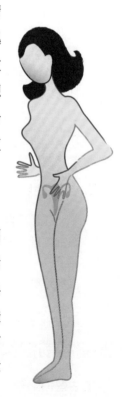

④多補充鈣質

最好補充1200毫克/天，維生素E則400U/天，也可攝取月見草油及維生素B$_6$多的食物，多吃：堅果類（瓜子、腰果、核桃、花生）或全麥麵包、麥片、糙米……等，這些食物均含有維生素B$_6$，可緩和經前症候群產生的焦慮不安、情緒不穩的現象。

⑤有乳房、腹部腫脹的情形時，應注意飲食的烹調、選擇上要儘量清淡，少用鹽及調味加工的食品，避免身體過多的水份滯留，無法正常排出。

⑥如果真的無法藉由飲食和生活習慣做改善的話，也有幾種抗憂鬱藥物和避孕藥具有療效，但必須經過醫師諮詢診斷後才能使用。

女生們看過來

我建議女生們可透過寫月經日記，幫助分辨不適症狀與月經周期是否具關聯性，記下自己每天情緒的變化、生理上的症狀、飲食習慣的改變、自己的反應，就醫時可幫助醫師更快速做出正確診斷，也才能達到對症下藥的效果，做個健康又快樂的女人。

為什麼「好朋友」來的時候皮膚都會粗糙？

黃體素可幫助懷孕初期的受孕著床，但會使皮膚角質粗糙增厚、皮脂分泌旺盛、體毛增多，也是造成女性青春痘的原因之一。只要加強防曬、保養和清潔，就可以改善皮膚問題，還要多補充鐵質，飲食上也要儘量清淡。

　　有人說月經就是一面女人最好的鏡子，女人的生理期就有如月亮的陰晴圓缺，同樣是遵循著一定的週期而變化。而所謂「週期」，指的就是一個規律的循環，從上一次月經的第1天到這次月經的第1天，兩者的間隔天數就是1個月經週期，如此周而復始，直至停經。

　　在28~35天的生理週期中，每一個階段的身體、心理、肌膚狀況都受到荷爾蒙分泌的影響而有不同的變化。

　　妳了解自己的月經週期嗎？女性的生理周期主要分為四個時期：月經期、濾泡期（排卵期前1周）、黃體前期（排卵後1週）及黃體後期（月經前1周）。每一個時期肌膚都會在不同的狀況，而需要不同的重點保養和注意事項。

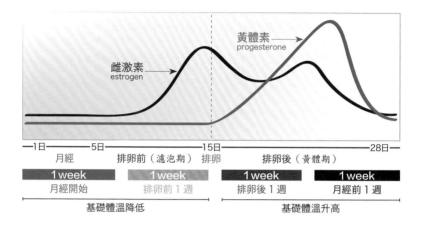

1日	5日		15日		28日
月經	排卵前（濾泡期）		排卵	排卵後（黃體期）	

1week	1week	1week	1week
月經開始	排卵前1週	排卵後1週	月經前1週

基礎體溫降低	基礎體溫升高

　　影響女性月經的性荷爾蒙，大概可以區分為雌激素（濾泡荷爾蒙）與黃體素（黃體荷爾蒙），這兩種荷爾蒙的均衡狀態如何，對女性的皮膚有重要的影響。

　　雌激素（Estrogen濾泡荷爾蒙）：使子宮內膜增厚，是做妊娠準備的荷爾蒙，能促進皮膚新陳代謝及血液循環，使女性皮膚變得細嫩有光澤，散發女性魅力。而且雌激素可以抑制皮脂分泌的作用，使毛孔細緻，皮膚狀況也會趨向穩定。

　　黃體素（progesterone黃體荷爾蒙）：幫助懷孕初期的受孕著床、維持懷孕時的正常生理狀態，能增加身體的防衛力，但會使皮膚角質粗糙增厚、皮脂分泌旺盛、體毛增多，也是造成女性青春痘的原因之一。

4個生理週期的皮膚變化和保養關鍵

♥ 月經期

一部分人會出現生理痛，心情焦慮不安，再加上鐵質流失，皮膚會變得乾燥、代謝慢。在保養方面，應加強保濕及具有滋潤功能的產品，此時應多吃一些含鐵質的食物，以及能提高吸收鐵質的蛋白質。

♥ 濾泡期

排卵日前一周，女性荷爾蒙分泌量會增多，皮膚變得有彈性QQ富有光澤，而且氣色好，尤其是排卵前後，渾身散發著女性魅力。因為皮膚狀況穩定，所以在這段時間只要簡單清潔等普通護理方法就可以了，可以去角質、清理毛孔粉刺等等。

♥ 黃體前期

排卵後的一周，黃體素分泌增加，肌膚狀況開始不平衡，皮脂分泌漸多、黑色素活化，可能會長黑斑，所以此時可以開始進行美白保養品護理；此時油脂分泌變多，宜改用一些清爽型的化妝水，護膚保養品也不要太滋潤，要特別注意防曬措施。

♥ 黃體後期

月經來的前一週，膚況最不穩定，黃體素的影響到達

高峰，身心狀況都開始不穩定，可能開始出現頭痛、腹痛、憂鬱、焦慮等經前症候群。皮膚的皮脂分泌增多，導致了皮膚油膩和毛細血管擴張，出現黑眼圈、皮膚變得角化粗糙、油脂分泌增多油膩、毛孔粗大、易長青春痘、粉刺、痤瘡及毛囊炎。這個時期最重要的調理油脂與角質代謝，讓肌膚情況不再惡化，不可使用太強力的洗臉用品，應選擇溫和的清潔用品，維持肌膚飽含充足水分，也可使用平衡油脂的保養品，記得這段時期情緒最不穩，應保持生活規律、睡眠充足、減少壓力和緊張、避免焦慮。

月經期這樣護膚水噹噹

①溫和清潔及加強保濕

每天都應該用溫水清潔皮膚2~3次，潔膚乳要選用溫和不刺激的，T字部位容易出油，可以用平衡油脂的精華液，其次，選用保濕性較高的保養品，例如含有玻尿酸、天然保濕因子等成份的保濕保養品，讓皮膚在這段期間能不要變成乾妹妹；經期的皮膚敏感，容易過敏，要避免濃妝。

②加強防曬

生理期期間皮膚一樣容易沉澱黑色素，而且現在的太陽紫外線強烈，選擇有較高防曬系數的防曬乳，若不嫌麻煩，

也可以攜帶陽傘或帽子。

③補充鐵質

　　月經期間會讓妳流失許多鐵質，所以一定要好好攝取含鐵質的食物，其中以動物性食物的鐵質較容易被人體吸收，例如紅肉類、蛤蠣與肝臟，可多攝取深綠色系的蔬菜，例如菠菜、蕃薯葉、紅豆與黑糖等，同時再多吃富含維生素C的水果或補充劑，都能促進鐵質的吸收。

④飲食儘量清淡

　　不論中醫或西醫，都建議不要吃生冷性的食物，像是瓜類、生菜沙拉、冷飲冰品等，因為它們會讓腹部血管收縮，導致排血不順，如此一來，不舒服或經痛的狀況會更嚴重，也不要吃油炸燥熱的食物，油脂分泌會更為旺盛。因為經期本來就會有點水腫，如果吃過多的鹽份，讓水份滯留，反而水腫會更嚴重。經期最好多喝水，並以清淡的飲食為主。

⑤充足睡眠和適度運動

　　多聽輕音樂以維持情緒穩定，也要保持充足的睡眠。從經期第三天開始，可以適度的做一些運動，例如選較低的強度的有氧運動、瑜珈伸展、骨盆腔運動等，以紓緩經痛的不適。

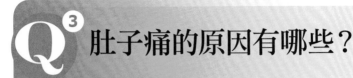

Q³ 肚子痛的原因有哪些？

肚子像一個大容器，裝了很多的器官，所以不是只有腸胃痛才會引發肚子痛，像肝臟、尿路、婦科器官與肚子痛也有關，可把腹部分為右上腹、左上腹、腹部中、右下腹及左下腹等這幾個區域來說明如下。

　　每個人一生中或多或少都有肚子痛的經驗，尤其上班族粉領族工作壓力大，加上生活步調緊張，三餐不正常，在辦公室裏又經常喝茶、咖啡提神，加完班後常是麻辣鍋當宵夜，對腸胃造成很大的負擔，當腸胃無法承受時，肚子痛便來報到。但有時候腹痛並非單純只是腸胃問題而已，可能與腸胃鄰近的肝、膽，甚至是女性的子宮卵巢有關，因此不能輕忽看似平凡的肚子痛。

　　很多女性肚子痛時，自己無法分辨哪個部位疼痛以便跟醫師清楚描述痛法，千萬不要輕忽肚子痛，它存在諸多的疾病的可能，所以到醫院時，如何跟醫師陳述一些疼痛的關鍵訊息，讓醫師在短時間內正確的鑑別診斷是十分重要的。患者在忍受疼痛時，最好也能一邊留意一些疼痛的特徵，到院

時可和醫師陳述。

女性朋友平常要記得自己的月經週期規不規則，觀察腹疼跟月經或者是性交是否相關？有沒有合併解尿困難？有沒有懷孕的可能性？這樣才可以幫助醫師更快速診斷正確原因，以對症止痛。

肚子痛還是腸胃痛是一種籠統的說法，肚子就像是一個大容器，裏面裝了很多的器官，所以不是只有腸胃痛才會引發肚子痛，像是肝臟、尿路、婦科器官與肚子痛也有關。由於肚子痛所包含的範圍十分寬廣，先將腹部分為右上腹、左上腹、腹部中間（肚臍附近）、右下腹及左下腹等這幾個區域來說明，再按照可能的原因去尋找不同科別醫師。

● **右上腹**

可能是肝、膽、胰有問題，位於右上腹的器官包括了膽囊、肝臟及胰臟等消化器官，肝病是國人重要的疾病之一，歷經肝病、肝發炎、肝功能異常、肝硬化到肝腫瘤的人不在少數，平時更應該要注意。而肝臟的附近則有膽囊，一旦有膽結石或是發炎，就會引發疼痛，膽結石疼痛是非常劇烈的，有人形容膽結石的疼痛，比女人生小孩還要痛。右上腹部還有胰臟，胰臟發炎的疼痛也是難以忍耐。國內常見引起胰臟炎的原因主要有三個，膽管結石、喝酒及高血脂症等。

● 腹中央

通常腸、胃問題會出現在腹部的中央，也就是肚臍的週圍，腹部中央的疼痛最常見吃壞肚子或吃到不乾淨東西的急性腸炎、胃炎，其嚴重時會痛到不能走路。

● 左上腹

主要是胃的部分，胃痛的原因有消化潰瘍、胃酸過多及胃腫瘤等，胃潰瘍的病患會感到左上腹隱隱作痛，常合併有噁心及嘔吐等症狀，胃酸過多則會刺激黏膜引發疼痛不適，其中有一個特點，就是吃一點東西時疼痛會獲得稍微的緩解，但卻不會完全好。

● 右下腹

一般是盲腸、尿路、婦科問題，因為右下腹包含很多的器官，其疼痛常見原因包括盲腸炎（也就是闌尾炎）及尿路感染等；盲腸炎如果沒有及時做適當的處理，會導致腹膜炎等嚴重疾病，其明顯特性就是，前48小時的疼痛在肚臍週圍，之後便慢慢轉移到右下腹，尤其是年輕人特別明顯。

至於尿路結石，常見的原因有輸尿管、膀胱及腎臟結石，結石部位平滑肌會不斷收縮，想排出結石，患者會感受到劇烈的疼痛。此外，年輕女性因為少喝水、常憋尿，或是頻繁的性行為之後，也容易造成尿道感染。

● 左下腹

可能是尿路、婦科問題，相較之下，左下腹的疼痛其實較為單純，比較沒有複雜的器官問題，常見多為尿路結石，因為輸尿管本來就左、右對稱各一條。同樣的，年輕女性如果出現右下腹或左下腹疼痛，除了上述的可能原因之外，還要一併考慮到婦科問題，像是輸卵管感染、骨盆腔感染，另外像是卵巢跟子宮的腫瘤，還有懷孕相關（如子宮外孕）等問題。

肚子痛時該如何和醫師描述？

① 怎麼的痛法？

肚子痛是怎麼樣開始的，是慢慢、悶悶的痛，還是來勢洶洶，一下子就很劇烈的痛，是痛了好幾天呢？還是好幾個小時？

② 哪裡痛？又哪裏最痛？

我們先前已經將肚子分成了右上腹等5個部分，病患可以依這5個位置，告訴醫師是肚子的哪一部分痛，哪一部分最痛？

③ 合併哪些症狀？

肚子痛是否還有其他的合併症狀？像是否有拉肚子、嘔

吐、屁放不出來、尿解不出來？大便是黑色、暗紅還是白黃色？女性還要注意一下陰道分泌物的狀況，及最後一次月經是什麼時候來的？有沒有懷孕的可能性？

④什麼狀況下會好一些？

記得告訴醫師，什麼時候或是做了什麼事或動作，疼痛好像有比較好，譬如說肚子痛，但吃了一點東西就感覺好了一點，或是吃了東西又更痛，或是身體往前仰時好像有比較好一點，還是大便後感覺好一點？

⑤痛之前在做什麼事情？

疼痛發生前是否是從事劇烈運動？或是正在吃大餐？或是性交呢？講的越詳細越能幫助醫師判斷。

最後，我也要站在婦產科醫師的角度提醒所有婦女朋友，婦科腫瘤對於女性來說並不少見，常見的症狀包含腹脹、腹痛和泌尿及腸胃症狀等，少數有可能為惡性卵巢腫瘤，因為卵巢位於腹部深處，除非腫瘤長到一定的尺寸，產生壓迫時才會感覺到。因此，婦女還是不宜忽略定期到婦產科進行子宮頸抹片、婦科超音波等檢查，才不會拖延病情而遺憾終生。

Q⁴ 為什麼會經痛?可以治療嗎?

通常就醫後,醫生會先排除是否有造成續發性經痛(器質性經痛)的原因,如果有器質上的病因要即時處置;假使沒有特別的病灶,只需要藥物治療即可,使用「非類固醇抗炎症藥物」,抑制會造成子宮收縮的前列腺素生成,搭配肌肉鬆弛劑,就可抑制子宮肌肉的收縮痛。

　　許多女性都有經痛的經驗,這也包括我自己在內,我記得我在當學生的時候,曾經為了經痛倒在保健室無法上課,嚴重到需要請病假(當年還沒有現代所謂的生理假)。症狀輕微的時候可能有輕微腹痛、腹瀉、頭暈,嚴重時有人甚至會嘔吐、四肢發冷,甚至需要到急診掛號打止痛針,一般有經痛困擾的比率大約四分之一。

　　經痛大致上可分為原發性和續發性兩大類:

①原發性經痛

　　常見於年輕的女性,例如剛開始有月經的少女,目前認為是跟前列腺素分泌有關,尤其有些女性的子宮會對前列腺素比較敏感,子宮收縮就會比較強烈感覺疼痛,年紀稍長之

後才會消失。

②續發性經痛

續發性經痛大多發生於年紀較年長的女性，主要是指在器官上可找到原因的經痛。常見的原因是子宮內膜異位、子宮肌腺症、子宮肌瘤、其他卵巢腫瘤等，只要針對原因治療，就能減緩或是使經痛根除。

先了解婦產科醫生的處置方式

通常醫生會先排除是否有造成續發性經痛的原因，現在的超音波非常先進方便，如果有病因可以即時處理，但若是子宮內膜異位症，嚴重的話儘早治療以免影響生育。假使沒有特別的病灶，只需要藥物治療即可；很多人會有迷思，認為藥物越吃會劑量越高，或是擔心傷胃、傷肝，其實一個月吃一、兩天並不會有影響，也不會越吃越重，更不需要等到「非常痛」才吃藥。醫師常開的藥物是「非類固醇抗炎症藥物」，抑制會造成子宮收縮的前列腺素生成，搭配肌肉鬆弛劑也可以抑制子宮肌肉的收縮痛。另外，剛好有避孕需求又沒有服用避孕藥的禁忌症時，避孕藥也是一舉兩得的選擇，大約有90%的原發性經痛病人服用避孕藥會得到緩解。

生活作息方面上要多注意，維持充足的睡眠、均衡的飲

食及少抽煙、減少咖啡因的攝取、多做伸展運動如瑜珈等，都能改善經痛問題。不少女性會在下腹部使用熱敷袋，只要注意溫度避免燙傷，也是個不錯的方法。吃巧克力會讓人愉悅，但絕對不會怎麼吃都不胖，適量就好，否則月經過了之後肥肉也留在身上。

女生們看過來

大部分年輕女性的原發性經痛，會隨著年齡增加會越來越輕微。要注意的是，如果原本都沒有經痛的問題，後來才出現，一定要請醫師檢查，排除可能造成的問題喔！

Q5 經期不能吃冰？適合運動嗎？

女孩子對於經期的禁忌總是擔心害怕，到底經期來可不可以吃冰呢？可不可以洗頭或是運動呢？這些傳統智慧可以當參考就好，只要洗完頭乖乖吹乾頭髮，視個人身體狀況運動或是吃冰，沒有絕對或是不可以做的事，女孩們不要太緊張了。

　　老一輩的人常告誡我們，月經來的時候絕對不要吃冰的，否則會讓身體虛寒。偏偏我從小到大最愛吃冰，我連懷孕時都忍不住大口吃冰。到底經期時有什麼禁忌是我們女孩子們應該要遵守的呢？我把在門診時最常聽到患者提出的疑問列於下，來幫大家解答。

月經來時可不可以吃冰？

　　關於吃冰這一點，大部分的中醫師是持完全反對的態度，會讓子宮虛寒。我是認為如果妳本來就沒有經痛的困擾，並沒有不可以吃冰的理由，外國醫界更是沒有涼性、寒性食物等觀念。但是如果本身有經痛的困擾的話，還是盡量避免，以免子宮在冰的刺激之下，收縮的更厲害。

月經來時可不可以有性行為？

有些人覺得月經時發生性行為味道又腥又噁心，但有些伴侶卻因為減少了避孕的壓力更能盡情享受性行為的愉悅，月經時到底可不可以有性行為？這是習慣的問題，只要和伴侶有良好的共識就好，但記得不舒服的時候不要勉強。還有，為了避免經期比一般時候更容易感染，要更特別注重衛生清潔才行。

月經來時可不可以運動？

可以。運動並不會因為月經來潮有什麼太大的限制，除了游泳之外。要游泳的話必須靠棉條來解決衛生問題，每一次下水時使用一個全新的棉條，游完泳儘速更換。一般來說，水是不會跑進陰道裡的，頂多棉條的最下端會有一點點潮溼。另外也可以做一些溫和的伸展瑜珈，或是強度稍微降低的心肺運動（慢跑，腳踏車等），只要沒有不舒服，都可以動。

月經來時可不可以喝酒？

酒精會讓血管擴張，促進血液循環，經血量大的人不建議喝酒，以免血量更多。一般經血正常的女性就算是月經來潮，小酌幾杯或是食用麻油雞等含酒食物是沒有問題的。

經痛時常吃止痛藥會成癮？

因為怕吃止痛藥會成癮，有些人會拼命忍耐，其實一個月一兩天吃點止痛藥讓自己舒服一點是沒有關係的，最好是有一點痛就可以吃，千萬不要虐待自己，也別忍痛到後來造成嘔吐等更嚴重的後果。

多喝牛奶及補充鈣質可以改善經痛？

　　鈣質的確可以紓緩經前不適和經痛，但並不是經期時才特別補充，平常就要有均衡的飲食攝取足夠的鈣質，臨時抱佛腳是沒有幫助的。

月經來時可不可以洗頭？

　　當然可以。老阿嬤常說經期不要洗頭，其實和做月子一樣，只是怕妳著涼感冒，只要注意水溫和洗完頭後務必吹乾就好，身體並不會因為洗頭而變差的。

Q⁶ 月經來的時候，吃再多也不會變胖？

不要以為月經來潮時就可以大吃大喝而不會發胖，事實上每一分熱量都不會減少，還是會累積成為腰腹部的脂肪，生理期可以多選擇紅豆、薏仁等容易排水的食物，或是多吃纖維多的食物來預防便祕。

女生總習慣在月經來潮的時間大吃大喝，認為月經期間不會胖，所以巧克力、黑糖、蛋糕等甜食就猛往嘴裡送，認為不會胖又可以消除經痛。其實，月經來時，大吃大喝也不容易胖嗎？答案是：NO！

生理期前一周，因為黃體素的升高，女性的身體、皮膚及情緒狀況都較不穩定，容易水腫、皮膚容易長痘痘及變得粗糙、情緒憂鬱，而且食慾可能比較旺盛，有心減肥者不要因此大開吃戒，不管是經前還是經期中，巧克力的熱量並不會因此而消失，若毫無節制地尋求高熱量甜食來慰藉，多餘的熱量一樣會轉化成活生生的脂肪，堆積在妳的腰腹部。

這個時期可多選擇排水利尿食物來消除水腫，像是紅豆、薏仁等等，多補充高纖蔬菜防止便祕，盡量保持心靈的

平靜、多運動、早休息，讓睡眠充足等。

「月經後」，是減重的大好時機

經期前一周，受到體內荷爾蒙變化的影響，女生的身體和情緒較不穩定，也會讓食慾增加、容易水腫，看起來會比平日臃腫一些，並且會特別想吃東西。當經期開始後，水腫問題會慢慢改善，因此容易讓人有「變瘦的錯覺」，不過經期後的確是減重的好時機。

「減重」是每個女生一輩子揮之不去的惡夢，月經期身體的荷爾蒙變化很大，常常造成代謝的紊亂，而影響減重成效，因此透過了解女性月經的周期循環，配合作息與飲食，來達到減重的效果。

況且肥胖會增加排卵障礙及月經紊亂的機會，體脂肪過多一直被認為是不排卵、子宮內膜癌及乳癌還有其他糖尿病高血壓等等的危險因素。而肥胖對女性生育的影響有性早熟提早來初經、月經不規則、排卵異常、增加流產率，懷孕後妊娠糖尿病，妊娠高血壓等等。

一般女性月經以28天為一個周期，月經來的期間，來潮第一、二天比較不舒服，應多休息，但還是必須忌口，並且在月經量少後搭配一些簡單的緩和運動，比如瑜珈、快走、

騎腳踏車等等，都有助於促進血液循環、幫助經血排淨以及減緩經期疼痛感。

減重最佳時機為月經來第7天到第20天，也就是月經剛結束的時間。大約是生理期開始的兩周內，由於荷爾蒙改變，使得食慾下降、代謝提升，可說是瘦身的絕佳黃金時刻，這個時期實行正確的飲食控制，再搭配積極的運動計畫，減肥效果就能事半功倍。

減重的原理很簡單，就是總量（總熱量）控管，不多吃，並且搭配運動，提高身體的新陳代謝率。食物進到身體內被吸收後，有兩種狀況，第一種是被燃燒掉，因為人體運作需要燃燒熱量，多動是有益無害的，可以站著的時候盡量不要坐下，把握時間多活動，有效的運動是把心跳提高到120下/每分鐘，並持續30分鐘以上，才能讓身體整體代謝率升高。第二種狀況則是吸收太多燃燒不完，就會被身體儲存起來，如果身體每天需要1500大卡（女性一天建議攝取1500大卡，男性1800大卡），超過的攝取量絕對不會無故消失。

有些人以為晚上吃宵夜會胖，反而白天多吃晚上不敢吃，其實不管是白天、晚上進食，攝取熱量過多還是照胖不誤，不如把熱量算清楚，工作到太晚吃點清淡的宵夜是沒關係的。其次，睡眠也能活化人體代謝的能力，早睡有利於培

養出不易發胖的體質，所以建議想瘦身者，寧可早起工作也不要當熬夜的夜貓子。

最後，更年期是否會造成婦女體重上升？或者只是一種老化過程？所有研究均一致指出，停經對婦女之體脂肪確實有增加的影響，停經後脂肪由大腿及臀部向腹部移動，因為停經時卵巢的雌激素分泌停止，雌激素下降會讓脂肪在下半身堆積。

停經期體重及體脂增加的因素有三個因素，因停經後婦女的活動量明顯下降、基礎代謝率下降、及飲食量增加（因為飲食之自我抑制減少）。所以停經肥胖婦女的治療方面，預防是最好的治療，建議更年期婦女增加活動量並減少熱量攝取，以預防肥胖症的出現。

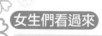

女生們看過來

肥胖其實是人類老化的一種現象，但在婦女停經時，多了荷爾蒙的急遽變化，讓體脂肪在位置及比率上的改變成為不利健康的狀況，如何預防及治療更年期婦女肥胖，是一個需提早警覺的問題。

Q7 出國遇到生理期，催經、延經會危害健康嗎？

很多人出國想催經或是延經，但又害怕吃藥會有副作用，其實使用低劑量的黃體素並不會致癌（這是大多數人擔心的點），也少有副作用，少數人會有輕微的噁心感。

如果妳已經安排好了出國旅行，或是要進行水上活動，亦或是去重要場合，遇上生理期不但不方便，還必須忍受月經的疼痛，婦產科門診總不乏這一類尋求協助的患者，希望能讓月經改個期，但又怕吃藥會有副作用，或是干擾日後月經的週期，到底可不可以催經或是延經呢？讓我們輕鬆的來了解適合的方法。

首先，整個月經週期以排卵為界線，排卵前為濾泡期，排卵後為黃體期，卵巢形成黃體，分泌黃體素去穩定子宮內膜，使子宮內膜增厚，為了讓受精卵著床，如果沒有受孕，卵巢黃體會萎縮使黃體素下降，子宮內膜沒有黃體素支撐就會崩塌出血，形成月經。

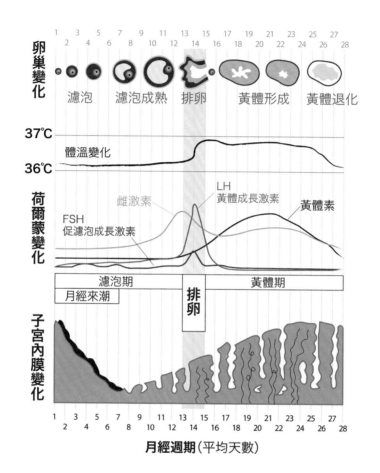

卵巢變化

1 2 3 4 5 6 7 8 9 10 11 12 13 14 15 16 17 18 19 20 21 22 23 24 25 26 27 28

濾泡　　濾泡成熟　　排卵　　黃體形成　　黃體退化

荷爾蒙變化

37°C

體溫變化

36°C

雌激素　　LH 黃體成長激素　　黃體素

FSH 促濾泡成長激素

濾泡期　　　排卵　　　黃體期

月經來潮

子宮內膜變化

1 2 3 4 5 6 7 8 9 10 11 12 13 14 15 16 17 18 19 20 21 22 23 24 25 26 27 28

月經週期(平均天數)

中醫跟西醫的觀點在調經上略為不同，中醫師不喜歡攪亂身體的循環，不過大多數西醫都認為用低劑量的藥物調整週期，解除生活上的不便，只要一年不要太多次，並沒有什麼不妥或是對身體的重大影響。

不論催經或是延經都是利用剛提到的黃體素，對身體而言，使用低劑量的黃體素並不會致癌（這是大多數人擔心的點），也少有副作用，少數人會有輕微的噁心感。催經是先提高黃體素濃度，一旦停藥就會讓月經提早來。延經則是持續用黃體素，繼續穩定內膜來延後月經，不過這些方法都不能無止盡的延後或是保證成功，建議不要延或是催超過一週，並且還是要隨身帶著衛生用品，以免措手不及。

調經要由醫師診斷、開藥才安全

　　調經最好早一點跟婦產科醫師說，大約預計旅行的兩、三個月前（最慢也至少一、兩週前），早點說可以慢慢調整，有些人匆匆忙忙跑進來說隔天就要出國，有時候會來不及開藥。曾經聽聞學生畢業旅行居然到藥局去「團購」延經藥，也是相當不智的。每個人的身體狀況、月經週期都不同，必須由醫師仔細的問診之後，才能決定最適合及安全的方法。

　　選擇調經或是延經要看旅行跟預計月經的時間還差距多久，不論提早或是延後，時間最好都不要超過一個禮拜，否則不易成功。若是重要行程前幾天才突然想到月經可能會來怕撞期的人，延經是比較好的選擇。如果算一算延經撐不過

重要的行程，就必須提早催經，催經大約在重要日期前1~2
週就要開始吃藥或打針，讓月經先來。

女生們看過來

不管是延經或是催經，最重要的是，一定要先確認有沒有
懷孕的可能性喔，通常到婦產科，醫師也會先詢問是否有
懷孕可能，再進行催經或是延經。

Q8 用衛生棉好，還是用棉條好？

使用棉條比較舒適，而且如果要運動也會比較方便，如果使用得當，也比較不會有悶熱問題。但是放置棉條是需要多練習幾次的，它有依照不同的吸收力分成不同的大小，可以從小一點、吸收力小的尺寸開始練習。

　　比起熱愛戶外運動的外國女孩子，以往台灣使用衛生棉條的比率沒有國外那麼高，但近年來由於社會風氣越來越開放，使用棉條的人口也開始增加。很多時尚的衣服往往下半身太貼身，容易看到衛生棉的痕跡，有些人則是為了要參加水上戶外活動，才開始第一次接觸衛生棉條，一開始使用可能會覺得怪怪的，但也不少人就此愛上。

　　我記得我第一次使用棉條，是在國外讀書時，我的義大利室友親自示範給我看的，她把她自己的褲子一把拉下來，蹲在浴室的地上，教著我一步一步的放，當然第一次使用會感到有點困難和異物感，我後來才發現加上一些潤滑劑會有所幫助。

正確使用棉條，衛生又安全

　　放置棉條是需要多練習幾次的，它有依照不同的吸收力分成不同的大小，可以從小一點、吸收力小的尺寸開始練習。現在廠商也有製作導管式的棉條，我自己覺得蠻好用的，很像是打針，外面有一個塑膠套管當做引導，放入陰道後，再把棉條推入，外管取出，使用上也比較衛生，因為手不會直接接觸到棉條。

　　至於放置時的姿勢，要經過嘗試才能找到最適合妳的，也許是坐姿或是站姿，把一隻腳抬高到浴缸，也有人是蹲著。重點是必須盡量把骨盆肌附近的肌肉放輕鬆，一手拿著棉條，另外一手把小陰唇撥開，深呼吸吐長氣的時候順著陰道的方向推入。放到正確位置後不會有感覺，也不會因為活動掉出來，要注意線頭必須在陰道外面，免得後來拿不出來。還有幾個重點注意事項如下：

① 放棉條之前手務必要洗乾淨，以免細菌伺機而動，跟著跑進陰道。

② 每4-8小時一定要更換一次，根據流量可以選用不同吸收力的棉條。放在陰道的時間越久，越容易造成感染，而且最為人所知的是「中毒性休克症候群」，就是放棉條太久的婦女發生金黃色葡萄球菌感染，嚴重者會休克。因此，

如果有高燒、畏寒、陰部紅腫起疹子、灼熱疼痛、腹痛、腹瀉、嘔吐、肌肉酸痛等現象，一定要馬上就醫。

③ 如果是為了玩水而用棉條，出水之後最好趕快換掉，因為棉條也會跟著吸到泳池、海裡的水。

④ 在國外沒有性經驗的女生也會使用棉條，因為處女膜上還是有開口足夠讓棉條放進去，但是國內的民風較保守，如果真的很介意處女膜完整的人，還是要再考慮。

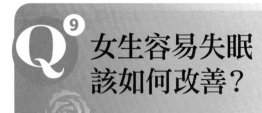

Q⁹ 女生容易失眠 該如何改善？

女性在各個年齡層都有睡眠障礙的發生，並且是男性的1.2~1.4倍，這是因為女性受到先天構造，每月荷爾蒙週期性改變，以及懷孕、停經等影響，所造成的睡眠問題，往往會比男性明顯許多。

　　根據統計，女性在各個年齡層都有睡眠障礙的發生，並且是男性的1.2～1.4倍。吃、喝、拉、撒、睡是人體每天都必須進行的生理活動，「睡覺」看起來像是再普通不過的本能，但對某些人而言，一夜好眠卻是奢侈的渴望。

「女性荷爾蒙」，造成睡眠障礙的主因

　　女性受到先天構造，每月荷爾蒙週期性改變，以及懷孕、停經等影響，所造成的睡眠問題，往往會比男性明顯許多。此外，女性先天心思敏感，容易因為各種家庭職場的壓力陷入焦慮，加上白天的體力消耗量普遍低於男性，活動量少；在生理心理雙重影響之下，使得因睡眠障礙來求診的女性人數，遠遠高於男性。

女性受到荷爾蒙影響神經系統，包括經期的前後、懷孕與更年期等，常見以下的睡眠問題：

①經前症候群的嗜睡或是失眠

月經來潮之前，因為黃體素上升，雌激素下降，會有頭痛、情緒易怒的問題，難以一覺到天明，睡眠斷斷續續、淺眠、入睡困難，或是睡不飽隨時想睡覺。這類的睡眠問題是週期性，一個月就會經歷一次，反覆發生。

②懷孕階段的睡眠失衡

初期 懷孕早期易嗜睡、疲倦，有空檔就會小憩一番，整體所需睡眠時間會增加。

中期 是孕期最舒服平穩的時候，可把握機會多休息。

末期 這時候接近臨盆，胎兒壓迫不適而影響睡眠，且持續的壓迫膀胱會造成頻尿、夜尿，此時期為孕婦最容易睡眠不足的階段。

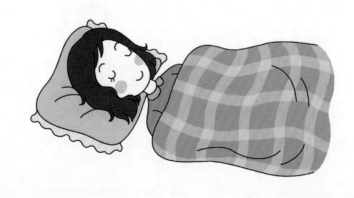

③更年期的睡眠障礙

　　卵巢逐漸減少女性荷爾蒙的分泌，反應在生理現象上會造成熱潮紅、夜間盜汗、心悸等，這些症狀都容易中斷睡眠，並且反覆醒來。此外更年期（尤其是中年發福）的婦女易患睡眠呼吸中止症，也就是睡眠當中會因呼吸阻塞而醒來。患者會一直處在半睡半醒的淺眠狀態，很容易造成白天睏倦、嗜睡，就算拉長睡眠時間、休息再久仍覺得體力無法恢復，更會因此增加罹患高血壓、心臟病和中風等心血管疾病的機會。

用「自我療法」來改善睡眠障礙

　　睡眠障礙是現代人普遍面臨的問題，長期入睡困難會造成身體狀況失衡。白天精神不佳加上嗜睡，除了增加工作上失誤的機會，更會降低學習效率。此外，免疫力也會因此下滑，造成容易感冒、不易減重、心理紊亂、記憶力下降等等生理現象，更埋下日後心血管疾病高發生率的隱憂。以下提供幾項自我療法，不要靠藥物，也能一夜好眠：

① 每天適度半小時的運動（如：快走、游泳、跑步、騎腳踏車等）。

② 維持理想的體重（體重過重會增加呼吸道阻塞）。

③訂定規律的就寢與起床時間（甚至是周末假期）與睡眠規則：睡前兩小時不做劇烈運動或吃大餐；一旦有睡意就去睡不要熬夜；午睡不要過長；只有睡覺或性行為才躺上床；減少過多的賴床時間等等。

④減少咖啡因、酒精、抽煙。中午過後避免飲用咖啡。

⑤改善睡眠的環境，例如：臥室保持整潔安靜；睡衣寢具選擇材質舒適且適時替換。

Q¹⁰ 初經來了，
需要去看醫生嗎？

8~14歲的小女生會開始進入青春期，迎接成熟的身體，而月經是我們必經的路，每個月一次，身體會開始排放經血。平均而言，每月會持續3~7天，長度因人而異，可以詢問父母、師長如何面對及使用衛生棉，也可以和婦科醫師諮詢。

　　專家認為，只要進入青春期的小女生，都應該開始跟婦產科醫師建立關係，做一些基本的衛教，以及檢查卵巢、子宮等等有沒有結構上的異常。雖然大部分台灣的婦女，尤其是比較老的一代，視婦產科為畏途，我認為與其一昧的逃避導致耽誤病情，還不如用正面的態度去看待。

　　門診時常遇到小女孩不外是月經不規則，月經量不正常，甚至是根本沒有月經，問診時小女孩總是因難以啟齒而支支吾吾，問出來的答案往往跟性、自慰、避孕等有關，這些都是小女孩心中常見的疑問，父母和師長在小女孩的青春期要特別注意她是否來初經了，甚至提早教導，以免她不知所措，如果小女生羞於啟齒，也可以向婦科醫師諮詢。

醫師有職責保護患者隱私

身為婦產科女醫師，也許比較容易打開小女孩，甚至是大女生的心房，也感到高興可以設身處地的幫助她們。

以前有一些傳統的看病方式或是人滿為患的名醫，常在一個診間內擠上四、五個患者，但現在的趨勢希望能保護病人的隱私，一個一個患者輪流進入診間。為了避免妳和陌生的人擠在同一個空間而害羞緊張，妳也可以大膽主動告訴醫生妳想單獨看病，或是事先把想問的問題寫在筆記上，以免太緊張而忘記自己想問的問題是甚麼。

給面對初經小女生的提醒

初經是個讓人激動的人生里程碑，但它也可能很可怕，要先知道這些就不會被嚇壞。

① 在8~14歲之間妳會開始進入青春期，迎接成熟的身體。身為女孩，月經是我們必經的路，每個月一次，身體會開始排放經血。平均而言，每月會持續3~7天，長度因人而異，也可能比別人早來或晚些才開始有月經。

② 每個月，妳的卵巢會釋放一顆卵子，透過輸卵管到達妳的子宮。同時子宮內膜會開始增厚，如果這時有精子與卵子結合形成受精卵，就會在增厚的內膜上附著並發育成嬰

兒。如果卵子沒受精，增厚的內膜就會自動脫落，形成所謂的經血。月經的第一天就視為月經週期的開始，通常會28~30天，但也有人長達45天。

③ 留意身體外觀的變化。如果妳的曲線變圓潤，胸部與陰毛也開始發展，那初經就不遠了。在初經前，妳可能會開始感到不適：胃痙攣、噁心、腹瀉、便祕、疲勞、腹脹、頭痛，或情緒波動。這都是完全正常的經前不悅症。不適可能會在整個週期間持續發生，一些常見的非處方藥可減緩這些症狀。

④ 當初經終於發生時，狀況可能比妳預期的平淡。極可能只會看見少許棕色斑點，甚至只是幾滴血跡而已。在日曆上註記妳月經的開始日期與結束，幾個月後，妳就可以衡量自己的週期是多久，預測下一次會在哪幾天發生。

⑤ 除非使用棉條，不然經期間禁止游泳。每四小時內要記得更換不管是衛生棉條或是衛生棉一次，可預防會陰部感染。

Q 11 為什麼我的月經一次來了20天？

月經的原理遠比我們想像中還複雜，受到腦部的下視丘、腦下垂體，和卵巢三個部分彼此之間的調控，任何一部分發生問題，就有可能影響月經；壓力、作息不正常、肥胖、激烈的減重等，也有可能引起「月經失調」，「無排卵性出血」也有可能是原因之一。

　　有時候門診會遇到家長很慌亂的帶著小女孩到婦產科求診，因為小女孩每個月只要一來，月經就停不下來，一次來個20幾天，而且因為害羞遲遲不敢告訴父母，是因為母親發現衛生棉的用量怎麼如此之大，才發現女兒原來1個月有20幾天都在「包尿布」，擔心是長了腫瘤引發出血。其實，月經的原理遠比我們想像中還複雜，直接受到卵巢的雌激素和黃體素控制，但間接是由腦部的下視丘、腦下垂體，和卵巢三個部分彼此之間的調控，任何一部分發生問題，就有可能影響月經。也因為這整個管控系統相當複雜，壓力、作息不正常、肥胖、激烈的減重等，都有可能引起「月經失調」。

　　首先，我們必須了解正常的月經週期。有些人以為所有人一定都必須是28天週期，其實不然，21~45天的這個月經

週期範圍都可以接受。<u>經血來的期間則是2~7天，且90%集中在前3天。</u>至於經血量，我們很難明確的去估計每次經血量多少，只能用抽血來看有沒有貧血，或是經血中是否有大量血塊來猜測經血是不是過多。

「無排卵性出血」也會導致出血不規則

許多小女孩剛開始有初經的時候，不但受經痛困擾，也可能滴滴答答停不下來，這就是所謂的「無排卵性出血」，這是代表無排卵的狀況下，沒有黃體形成去分泌黃體素。因此，子宮內膜在沒有黃體素持續支持下，就會容易剝落出血。這好發在剛開始有月經的少女以及快要步入更年期的人，出血的間隔不規則，而且一次拖很久才會乾淨。

剛開始進入青春期時，這個腦下視丘、腦下垂體，以及卵巢形成的軸線系統尚不夠成熟，使得卵泡也不夠成熟而無法排卵，子宮內膜無法持續成長，像是「壁癌」那樣斑駁的油漆脫落，這種狀況有可能持續好幾年。正式進入更年期前，也是因為卵巢快要「停工」，而抑制排卵，導致女性荷爾蒙下降，使得內膜無法成長而剝落不規則出血，這個狀況要等到所有卵巢內的卵泡都耗盡，才正式步入更年期。

<u>無排卵性的子宮出血，要先找出原因，如果希望懷孕，</u>

可以使用排卵藥，如果純粹治療症狀，則可給予黃體素來控制出血。有些家長一聽到要使用「黃體素」或是「低劑量的避孕藥」就大驚失色，馬上跟「罹癌」劃上等號。其實，長期讓子宮內膜暴露在無排卵的狀況下，不只生活品質差，終日使用衛生棉，對日後患子宮內膜癌的風險更會提高。因此，瞭解身體的機制，並且和醫師充分的配合，才能達到「雙贏」的局面喔！

Part 2

關心女人的
「孕事」

子宮和卵巢，是造物主給女性最好的禮物，讓女性可以孕育生命，體會一個小生命在身體裡面成長。但是，這個禮物有些人可以妥善使用，有些人卻無法使用。

到底妳適不適合懷孕？想懷孕的人該檢查什麼？不想懷孕的女生該怎麼避孕？這些關於孕事的大小事，從現在開始關心。

Q^12 「排卵期」要如何計算？量基礎體溫準確嗎？

適合受孕期計算大約從排卵日到下一次月經來潮。月經前14天推算為排卵日，誤差可能前後差2天，卵子大概可以存活1天，而精子可以存活3天，所以大約是預測排卵日往前推5天、往後推3天的範圍內。

先掌握月經週期的規律性

女性了解自己的月經週期很重要，週期規律的女性比較容易計算出排卵的時間，想要懷孕者可以利用排卵前後抓緊時間「做功課」，提高受孕機會。如果是想用安全期來避孕的女孩，這個方法成功率不算高，建議要改採其他更為安全的措施，例如：保險套、避孕藥等，較為安心。

月經週期分為兩階段

①**第一階段**：月經第一天來潮到排卵前的濾泡期，每個人因體質會有所差異，平均12~22天左右。（如下圖）

②**第二階段**：排卵日到下一次月經來潮，黃體期，每個人的時間大致上相同，都是14天。排卵日有可能算出來前後差

2天，卵子大概可以存活1天，而精子可以存活3天，所以算出預測排卵日還要加進精子存活3日及排卵的誤差，往前推5天、往後推3天的範圍內，也就是適合受孕期。

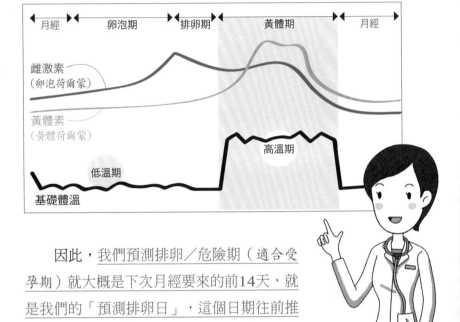

因此，我們預測排卵／危險期（適合受孕期）就大概是下次月經要來的前14天，就是我們的「預測排卵日」，這個日期往前推5天往後推3天的時間範圍，就是所謂的「危險期」，也就是適合受孕期。記得，要用下次預測月經日往前推14天的前後，因為濾泡期因人而異，這也是為什麼很多人沒有把自己的週期搞清楚，總是由這次月經來潮往後算14天，卻一直無法懷孕的原因。

「基礎體溫」曲線圖

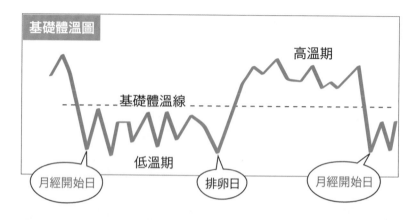

基礎體溫圖

高溫期

基礎體溫線

低溫期

月經開始日

排卵日

月經開始日

　　排卵後因為黃體素升高，會讓基礎體溫升高，所以我建議想要懷孕的女性可以養成早上起床都還沒有任何活動也沒有吃東西喝水之前，先量「基礎體溫」的習慣。每個人的體溫不太一樣，排卵前大約都在36.0~36.4之間，排卵後基礎體溫平均會上升0.4~1度（攝氏），大約維持高溫期12~16天，但可惜的是卵子只存活一天左右，所以當妳量到體溫上升時，卵都已經排掉，所以基礎體溫表有時是幫助了解自己的週期，當妳發現都是差不多月經週期哪一天體溫降的比平常低，次日又升的比平常高的時候，可以推算下次體溫下降當天就是排卵日。

持續量測基礎體溫幾個月，妳就能明確的去推斷妳的排卵日到月經大約間隔幾天，藉此推算出適合行房的日期。

　　還有，也可以到藥局購買測排卵的試劑，排卵前體內會產生大量的促黃體排卵激素（LH），排卵前24~36小時內，可以在尿液中檢測到LH，當天和隔天都可以行房。

　　最準確的方式是直接用陰道超音波觀察卵巢的卵泡大小還有子宮內膜的厚度，再配合抽血，但是對一般人來說當然非常不方便，要常跑醫院。

女生們看過來

我建議想懷孕的女性們，如果沒有任何避孕的措施，過了一年還沒有懷孕，就可以被我們廣義的定義為不孕症，可到婦產科尋求專業的協助。

Q13 何時可以驗孕？怎麼算預產期？

最好的驗孕時間點是測量到高溫（36.7℃以上）持續18天，且月經沒有來的時候；一般來說，平均懷孕的天數是280天，懷孕37~42週內生產都算是足月。有簡單的公式可以計算預產期，就是「月份加9，日數加7」，就是預產期。

想要能在懷孕早期就測出懷孕，目前最容易檢測的方式就是使用驗孕試紙進行尿液檢測HCG（人類絨毛性腺激素）的濃度是否有上升，市售的驗孕產品玲瑯滿目，只要購買合格廠商的驗孕筆或紙，都可以自己在家裡檢測，也可以到醫院檢測，如果有上升的現象，就可能是懷孕了，這是最便利、準確的方法，也是目前最常用的方法。

至於建議驗孕的時間點，我建議在發現月經沒有來的時候，再進行檢測。最好的時間點是測量到高溫（36.7℃以上）持續18天，且月經沒有來，是比較有把握的時間；但如果是月經很不規則，無法確定下一次月經日期的人，可以在沒有避孕的性行為之後，等至少14天後再進行驗孕，如果間隔的時間過短，也有可能是卵子已經著床，但是HCG的濃度

還不足以被驗出。

通常醫院最保險的做法，除了做驗孕、超音波外，還會做抽血檢測HCG值，當檢驗出有懷孕現象之後，再用超音波確認子宮內有胎兒以及心跳，才能算是懷孕成功。一旦超音波看不到胚囊，就要懷疑是子宮外孕，並且做進一步的處置。

喜悅報到，教妳推算「預產期」

第一次產檢的時候，醫師會告知妳預產期在幾月幾日，很少人真正在預產期當天出生，但預產期對於醫師臨床的處理非常重要，每一個週數都有該做的流程，掌握確切的週數才能正確判斷胎兒生長情形。

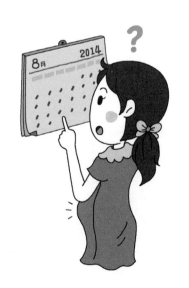

很多孕婦都有個疑惑，寶寶明明應該只會在媽媽子宮內待38週，但每個醫師都說要懷孕40週才會生，這到底是怎麼回事？這是因為多數孕婦只知道最後一次月經日，對是哪一天受孕根本沒概念沒印象，所

以乾脆從最後一次月經開始計算，而有懷孕40週的說法。

　　一般來說，平均懷孕的天數是280天，懷孕37~42週生產都算是足月。有簡單的公式可以計算預產期，就是「月份加9，日數加7」，比如最後一次來月經是1月1日，那麼10月8日就是預產期。

女生們看過來

月經不規則或是比較糊塗的媽媽，不記得最後一次月經，因為懷孕三個月內胎兒有一定的比例大小，靠著早期的超音波也可以算出胎兒週數。

Q14 懷孕時要怎麼改善手腳冰冷？

通常孕婦都是體溫偏高，如果出現手腳冰冷，可能是血液循環不良或飲食不均衡，要改善孕期手腳冰冷，除了飲食盡量均衡之外，也可以多吃含鐵的物質，晚上睡覺時，在腿部墊個小枕頭，抬高腿部讓血液回流，適時按摩或熱敷下肢，助於促進血液循環。

手腳冰冷是女性常出現的現象之一，特別是到了冬天，手腳就特別容易變得冰冷，就算穿再多，四肢還是會像冰棒一樣。在日常生活中無論是寫字、洗澡或是睡覺，都覺得困擾和不舒服，當禮貌性和別人握手或做其他觸碰動作時，更是感到不好意思。

貧血通常是手腳冰冷的主因

女性血紅素本來就比男性低，血液中的血紅素或血紅蛋白不足，體內細胞無法獲得足夠的氧氣，便會出現貧血症狀（例如：容易喘、疲倦、頭暈、手腳冰冷等）。此外，女性每個月有生理期，大約會流失50～80毫升的血量。身體新陳代謝能力差、運動量不夠、長時間維持相同姿勢，都會導致

四肢末梢經常冰冷。更糟糕的是，有些人採用不當的減肥，追求瘦忘了健康，甚至亂吃減肥藥，將身體搞壞。

為了孕育腹中胎兒，孕婦的基礎代謝率會增加，血流量也會增加，體溫也跟著升高，所以說孕婦怕熱。但仍有部分孕婦可能會出現手腳冰冷，有此情形時，應警覺是體內血液循環不良或血液量不足，飲食攝取不均衡，這個時候必須注意，及早從飲食及日常生活搭配運動做改善，以免影響胎兒的發育不良影響。

孕婦若出現手腳冰冷的問題，大多是屬於暫時性現象，其可能原因有下列幾種：

① **血液重新分配**：懷孕期間，母體的血液會進行重分配，特別是在初期，大部分血液集中在子宮，四肢末稍的血流量略不足。

② **飲食不均衡**：在孕育胎兒的過程中，若孕婦沒有攝取均衡的營養，容易造成血流量不足，無法提供良好的生長條件，引發手腳冰冷。

③ **水腫的間接影響**（水腫是孕婦常出現的症狀之一，容易阻礙血液循環，如果再加上母體的血液量不足，有可能間接造成手腳冰冷。）

如何告別惱人的手腳冰冷呢，幾個方法提供給孕婦：

①均衡飲食,補充鐵質以增加造血量

血液量不足是造成手腳冰冷的重要原因,而鐵質有助於造血,所以對孕婦來說,適量補充鐵質也就顯得特別重要。建議到懷孕後期,每日約須增加30毫克的攝取量,食物是鐵質很好的天然來源,可以多吃顏色偏紅的肉類、肝臟類、蘋果、櫻桃、葡萄、菠菜、李子、紅棗、枸杞、紅莧菜等富含鐵的食物;若孕婦是素食者,除了攝取偏紅色的蔬菜水果,還可多補充牛奶、蛋、山藥等,都有助於鐵質的攝取。提醒孕婦在攝取含鐵質的食物時,應同時搭配攝取含有豐富維生素C的食物,可提升體內對鐵質的吸收力。當然,均衡的飲食習慣,也是促進體內造血的重要條件,孕婦在補充鐵質時,必須擁有正確的飲食觀,那就是千萬不能只注重單一營養的攝取,如此才能確實達到效果。

②穿著彈性襪增進血液循環

懷孕期間,胎兒漸漸成長,使子宮壓迫到骨盆腔的靜脈,造成血液回流受阻,導致血液積存在下肢,造成下肢水腫的情形,間接影響四肢末稍的循環狀況,引發手腳冰冷。因此,建議懷孕期可穿著彈性襪;晚上睡覺時,在腿部墊個小枕頭,抬高腿部讓血液回流,適時按摩或熱敷下肢,有助於促進血液循環。

③手浴、足浴

將雙手、雙腳分別浸泡在熱水（約40℃）中，一次泡5～10分鐘，可加快血液循環，讓四肢末梢暖和。但要注意孕婦不適合泡澡泡溫泉，主要是怕影響胎兒以及孕婦的陰道發炎感染問題。

④做好保暖工作

外出可戴手套、穿厚襪、帽子或圍巾，並注意穿著的衣物是否保暖；在家可用電暖器維持室溫介於22～24℃，並注意洗澡、更衣、就寢時的保暖。

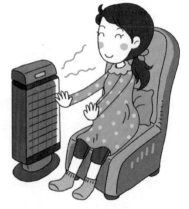

⑤適量運動

散步、瑜珈、游泳等都屬於不會太激烈，又可促進血液循環的運動。適度的運動可提高身體的基礎代謝率、血液流動增快、體溫調節能力更好，四肢也就比較不會有冰冷問題。

女生們看過來

> 如果孕婦是缺鐵性貧血、孕前經血較多、較少吃肉或素食者等，必要時可諮詢醫生的建議，服用適量的鐵劑。

Q¹⁵ 懷了雙胞胎,我要特別注意什麼嗎?

懷雙胞胎或多胞胎要負擔的責任和風險,也是一般孕婦的數倍。除了營養上要更注重均衡之外,更要注意發生子癲前症和妊娠糖尿病的機率會增加,24週後負擔加大,孕婦要多臥床休息。

在門診時,很多孕婦一聽到「龍鳳胎」或是「雙胞胎／多胞胎」的第一個反應,都是又驚又喜,心想著這樣就能一次搞定,一舉數得,像是上天掉下來的禮物。殊不知,雙胞胎或多胞胎隨之而來的隱憂,要負擔的責任,要承擔的風險,也是一般孕婦的數倍阿。

隨著接受人工生殖的夫妻越來越多,因為曾經服用刺激排卵的藥,或是打排卵針,或是同時植入數個胚胎進入子宮內著床,產生雙胞胎的機率就會上升。此外,研究發現家族內有雙胞胎基因,或高齡產婦等,都容易懷上雙胞胎。懷上雙胞胎的話,懷孕跟生產的風險都會增加,若是三胞胎甚至四胞胎以上更是危險,新聞上屢屢有創新記錄甚至到八胞胎的照片,這都是媽媽冒著生命的風險生下來,並且辛苦的照

顧早產兒的血淚交織故事。

有時候醫師評估整體的風險，還有媽媽的身體狀況，會建議做減胎手術，在超音波導引下，對胚胎注射藥物，使之萎縮，也是無可厚非的。

懷雙胞胎或是多胞胎特別注意事項

① 多補充營養素

有兩個胎兒同時吸收媽媽的養分，媽媽會容易貧血，所以要攝取足夠的蛋白質、維生素和礦物質，必要時可加上鐵劑和鈣片等補充。

② 發生子癲前症和妊娠糖尿病的機率增加

其中的子癲前症是婦產科的急症，是指孕婦有高血壓合併蛋白尿和水腫的情況，發生這些疾病的話輕則影響母胎健康，重則會危及母胎性命安全，所以應該要更注重定期產檢的重要，必要時多選擇自費的高風險妊娠評估項目，並且密切追蹤胎兒的成長情況。

③ 早產和早期破水機率高

因為兩個胎兒的重量，加上羊水量多，而且雙胞胎的體積跟重量又比一般單胞胎大，孕婦多半撐不到足月生產。因此，建議孕婦滿24周之後就要盡量多臥床安胎，不需要運動

太多，也不要太勞累。為了胎兒出生最安全的方式，多半會
選擇剖腹生產，因為有兩個寶寶，多半會出動更多醫護人員
同時照顧媽媽和兩個寶寶，出血量也可能較大，偶爾會有輸
血的必要。

　　總之，懷雙胞胎的媽咪，因為肚子大的很快，懷孕中期
之後可能會感到特別辛苦，不只是睡覺或是活動都必須捧著
肚子，甜蜜加倍，但是辛苦和風險也加倍，所以不僅是要加
倍注意，也要加倍休養，身旁的家人也要多鼓勵支持才能開
開心心的迎接「雙喜臨門」。

為什麼我會反覆流產？

大部分的流產都是屬於偶發性，大部分是因為胚胎染色體異常或是基因異常被自然淘汰的結果，不需要太過於自責；一般臨床上懷孕婦女的流產率高達15~25%，遠比一般人想像的高，越高齡懷孕者（>40歲），流產率甚至會更高到30%，所以要把握黃金生育期。

曾對於有過流產經驗的婦女，從面臨懷孕的喜悅，一下子落入谷底，那真是錐心刺骨的痛。一般臨床上懷孕婦女的流產率高達15～25%，遠比一般人想像的高，甚至有些流產根本不會被發現，而被當成月經。

越高齡懷孕者（>40歲），流產率甚至會更高到30%，所以我們才鼓勵女性應該把握黃金生育期懷孕生子。大部分的流產屬於偶發性，絕大部分是因為胚胎染色體異常或是基因異常被自然淘汰的結果，流產的媽媽不需要太過於自責，而歸咎於自己可能吃了什麼不該吃的，或是做了不該做的動作等等。有些人經過一次偶發性十週前的流產，就急急忙忙的找醫生，事實上不需要太過焦慮，再接再勵就可以了。

臨床上定義，連續三次或三次以上的第一孕期自發性流產，才被我們稱為重複性流產（或習慣性流產），需要更進一步審慎而且完整的評估。有可能造成重複性流產的原因很多，但約有一半以上的病人無法找到明確的病因，就算執行了很多檢驗，也不見得找的到原因，但就算是如此，之後成功懷孕的活產率仍可高達50~60%以上。以下，我們列舉一些常見的原因：

①自體免疫的問題

　　身體產生一些抗體，去攻擊懷孕的組織和胚胎。可以經由抽血檢查，並且決定使用低劑量阿斯匹靈或是低分子量肝素治療。

②子宮構造上的問題

　　子宮腔內可能有中隔、雙角子宮、單角子宮等等先天的子宮畸型，或是後天因為做過人工流產或是其他手術造成子宮腔沾粘。大部份可以經由手術矯正子宮缺陷，少數極端的狀況需要試管嬰兒加上代理孕母。結構上的問題可以經由超音波或是子宮鏡檢查出，之後決定治療方式。

③內分泌的問題

　　甲狀腺機能不足、血糖控制不良，或是其他卵巢功能例如黃體期較短，都有可能與流產相關。可以經由抽血檢查母

親是否有內分泌相關疾病，並且對症用藥。

④染色體的問題

　　大部份流產是偶發性的染色體異常，越高齡越容易發生，真正源於夫妻雙方染色體異常的機會低。假使在評估反覆性流產原因時，可以考慮作染色體檢查，當發現有染色體結構異常，必須進一步接受遺傳諮詢，考慮試管嬰兒技術加上著床前胚胎遺傳診斷，挑選染色體正常的胚胎後，再植回子宮內。

　　除了以上原因，尚有感染、異體免疫、血液凝固、男性精蟲品質，甚至肥胖、精神壓力、環境、職業、生活形態等問題，都被認為可能跟流產有關。隨著科學越來越發達，我們也希望不久的將來，能夠幫助這些在暗夜中啜泣的病人，不需要再為了流產而挫折。

Q¹⁷ 坐月子期間不能洗頭？

老一輩的觀念不一定就不合時宜，像是少吹風、少喝冷飲等都應遵守，但也不用到完全不攝取水，適量的水分可以幫助乳汁分泌，均衡的營養和多休息、飲食清淡等，就是最好的坐月子方式。

母體經過十個月的懷孕之後，不管是自然產或是剖腹產，都對婦女的身體是一大耗損，俗稱的「坐月子」也就是我們醫學上所說的「產褥期」，是指婦女在產後進行修養，這一個月要讓身體和生理進行調養和休息。

老一輩常說：「月子是否做得好，將影響身體未來一輩子的好壞」。很多年輕人都以為那些禁忌是無稽之談，但我倒是認為，古老流傳下來的習俗一定有部分的道理和根據，這段期間有適當的飲食調理，加上運動保養，可以讓產婦身體狀況更佳，並且也提供寶寶最好的營養。

哺乳的媽媽仍要注意熱量控制

懷孕時，媽媽體內會將多攝取的熱量儲存成脂肪，當然

也會有「多餘的」水分保留在身上。生完後一到兩周期間，產婦會開始「脫水」，將身上多餘的水分以排尿和流汗方式慢慢排出來，也因為容易流汗，所以要避免吹風感冒。在此期間剩餘的水分，開始成為母乳的一部分；此外，餵母乳期間，懷孕時以脂肪形式在身上所儲存的多餘熱量、養分，部分會轉為乳汁的成分。不過，要提醒的是，媽媽們別因此為了哺餵母乳而攝取過量的食物，千萬要注意熱量，並不是無止盡的補充大量補品。建議可以多攝取湯湯水水的食物，因為乳汁的來源仍以水分為主，水分足夠才能提供乳汁。

坐月子餐到底要如何吃的聰明，怎麼兼顧營養和熱量呢？以下有幾點原則需要注意的地方：

①均衡攝取營養

均衡攝取各類營養素才能幫助產後恢復快速，如有哺乳需求，更應加強蛋白質的攝取，多食用富含蛋白質的食物，像是魚、肉、豆、蛋、奶類，幫助增加乳汁的分泌。

②適量補充水份

過去有坐月子期間不能喝水的禁忌，據說會造成身體水腫、肚子不易消除。這些都是錯誤的觀念。那是由於早期衛生條件不佳，怕產婦喝到不乾淨的水才產生的說法。產婦在生產過程中，會排掉較多水分，因此產後補充水分是有必要

的。建議每日應多喝溫開水，對於乳汁分泌有相當的幫助。產婦若因不敢喝水，水分攝取過少的話，很可能會導致泌尿系統發生感染或結石。

③飲食清淡，多吃利尿食物

孕婦因代謝受到影響，而累積許多水分在體內造成水腫，產後水分會漸漸排出。為避免水分滯留，應降低鹽分的攝取，但也無須嚴格到「無鹽」的地步。此外，也可以多吃紅豆、薏仁等利尿食品，加速水分代謝。

④吃柔軟、易消化的食物

可多吃質地柔軟的食物，不但好消化，吸收效果也能倍增，且不會增加腸胃負擔，也不會損害牙齒，比如玉米粥、瘦肉湯、蒸蛋、紅棗薏仁粥等，都是產後不錯的選擇。

⑤少量多餐，避免脹氣和便祕

在飲食安排上，應該採取「少量多餐」的方式，避免產婦一口氣吃太多造成脹氣、消化不良的情況。也可多食用含高纖維的蔬果，像葡萄、蘋果、紅莧菜、芥藍菜，都能有效幫助排泄以及腸胃消化。

⑥避開冰冷食物及冷飲

冰冷會引發腸胃刺激，造成消化不良，因此，冷飲、低溫、生冷食物等，坐月子期間都應遠離少食用。

⑦適時適量使用麻油、米酒、薑片

產後的藥食補問題，產婦體質各有不同，坐月子期間的中藥調理也各不同。並不是所有人都適合麻油雞，比如已經燥熱或其他營養都足夠的情況下，麻油雞可能帶來更多油脂造成身體負擔。麻油理想的食用時間，是惡露排除乾淨後，這時子宮內膜已經開始重建，且生產過程所造成的傷口也大多癒合完全後。

女生們看過來

適時、適量的食用麻油、米酒、薑片，可刺激內臟器官功能，促進血液循環，協助體內惡露排出。但有傷口、惡露不止等狀況或體質燥熱的產婦，則應減少或暫緩，並諮詢醫師。

Q18 都生完了,為什麼還瘦不下來?

因為傳統觀念總是鼓勵孕婦多吃少動,而且許多孕婦總抱持著:「懷孕期間體重增加沒關係,產後再來積極瘦身」這樣的心態,但產後不僅要照顧小孩,甚至有一些職業婦女必須馬上回到職場,多半對於減肥就顯得心有餘而力不足,才讓身材遲遲難以回復。

　　為什麼有些人生完過了好幾個月,還凸一個肚子,久久不消?而且每生過一個小孩,就在身上留下足跡,第一胎還沒瘦回原狀又懷了第二胎?這些問題是我們在門診時,經常被問到的。

　　瘦不下來的原因,主要是台灣人在懷孕期間會被長輩提醒應該要少運動,以免流產或動到胎氣;除此之外,親戚朋友鄰居們,還會提醒孕婦要多吃,認為「一人吃、兩人補」等。而生產後,家人除了準備雞湯、麻油等熱量較高的坐月子餐,也會叮嚀準媽咪多躺在床上休息,以免造成日後腰酸背痛……等,這些傳統阿嬤的觀念都讓產婦攝取過多熱量,但實際上活動量並沒有隨之增加。

懷孕時增加的體重必須控制在標準內

有些孕婦總是抱持著：「懷孕期間體重增加沒關係，產後再來積極瘦身」，這樣的心態，但生產完後不僅要照顧小孩、適應新的生活，甚至有一些職業婦女必須馬上回到職場，面臨家庭、孩子、工作等壓力時，多半的媽咪對於減肥這項工程就顯得心有餘而力不足，才讓身材遲遲難以回復。

國外研究的報告指出，產後的六個月是媽咪的減肥黃金期，產後減肥千萬不要拖，一直把：「明天開始減肥」這句話掛在嘴上的人很難達標。

哺餵母乳可幫助減重

我相當鼓勵媽媽們多哺餵母乳，每天會多消耗500大卡，如果能再搭配均衡飲食與適度運動，同時控制熱量，會讓產婦瘦得快，也瘦得健康。然而，沒有餵母奶的媽咪們，由於沒有固定消耗500大卡的優勢，在飲食與運動上則必須更加努力。不管如何，都提醒媽咪們要坐完月子才可以開始減重，不要在坐月子期間就挨餓減肥；也不建議哺乳期亂服用藥物減重，可先利用適當運動和飲食來控制，如果有需求再尋求專業醫療協助。

掌握產後黃金減重期六個月恢復回產前體重，只要嚴格

執行以下幾個要點，便可看到顯著的成效：

① 控制飲食適量清淡

整個懷孕過程中媽咪一般會增加12~15公斤，生產後剩下的重量約5~10公斤，醫生與營養師大多肯定坐月子時食補的好處，但「飲食有節制、脂肪不囤積」絕對是原則。

熱量還是要持續計算，三餐均衡飲食，補充鐵質、鈣質與蛋白質，以瘦肉和魚肉來替換內臟和雞肉，然而不一定要餐餐進補，有些藥膳也不一定每次都要吃得精光，可以食用部分或只喝湯汁即可。

飲食的順序為先喝完清湯、食用完青菜類食物，再吃含蛋白質的蛋、豆、魚肉類，最後才吃主食飯跟麵。尤其懷孕時胎兒生長所需營養與坐月子傷口的恢復期間，攝取足夠蛋白質很重要。因此，蛋白質的進食順序要放在飯跟麵的前面，但擺在蔬菜的後面。另外，水果的纖維高，會吸收水分產生飽足感，可以在餐前或兩餐之間吃，不過某些水果的甜度比較高，要注意攝取的份量。

② 哺餵母乳可消耗熱量

因為哺乳可以增加熱量消耗，所以對產後減重的確相當有幫助，除了有助於恢復身材，更能增強子宮收縮及復原，甚至證實可以降低婦女癌症的發生率。但這不表示每個餵母

乳的媽咪都一定可以瘦下來，因為餵母乳消耗熱量容易肚子餓，如果肆無忌憚的大吃大喝又沒有適當的運動，有些媽咪甚至反而胖了不少。

③適量運動健康甩肉

要恢復身材，運動當然是不可少的。剛生產完的媽咪不太適合過於激烈的運動，宜循序漸進，自然產在產後第2天，剖腹產產婦傷口癒合後，就可以開始做簡單的床上運動了，下床時也可以做抬腿和原地踏步等運動。在坐月子期間運動的目標在於排除過多的水分，改善靜脈曲張，使鬆弛的腹部皮膚、陰道肌肉恢復彈性，運動的形式應較為和緩、適量，而坐完月子後的媽咪，減去脂肪和消耗熱量則是新的目標，媽咪便可以從事較大量的伸展運動、體操、有氧運動以及戶外活動來協助健康瘦身。

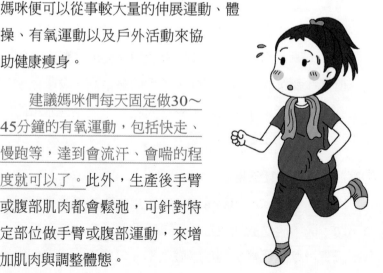

建議媽咪們每天固定做30～45分鐘的有氧運動，包括快走、慢跑等，達到會流汗、會喘的程度就可以了。此外，生產後手臂或腹部肌肉都會鬆弛，可針對特定部位做手臂或腹部運動，來增加肌肉與調整體態。

④睡眠充足幫助瘦身

　　睡眠充足的媽咪體重比較容易瘦下來。睡眠和水與食物一樣是生理的基本需求。產後媽咪受到必須餵奶、照顧寶寶的干擾，可能睡眠時間一天不足6個小時，若因睡眠品質低落，可能會嚴重影響身體和情緒。人體每天需要6~8小時的睡眠時間才能正常運作，而人體在睡眠狀態下並不會停止工作，這時候消化、吸收、運送及新陳代謝的過程都需要熱量，充足的睡眠不僅能恢復體力，對於減重也有幫助。

女生們看過來

　　產後想瘦身的媽咪飲食的順序為：先喝完清湯、食用完青菜類食物，再吃含蛋白質的蛋、豆、魚肉類，最後才吃主食飯跟麵。一般想減肥女生也可以這樣吃，不過蛋白質要改在主食後面食用。

Q¹⁹ 口服避孕藥是否會造成日後不孕？

大部分女性停止服用避孕藥後都可以迅速恢復生育能力。會有這種誤解是因為生育能力會隨著年齡增長而降低，所以很多女性決定停藥時，她們的年齡已經過了黃金懷孕期，才讓人覺得避孕藥會導致不孕。

避孕藥發展至今已經50幾年了，還曾登上Time雜誌封面。在2009年，避孕藥榮獲過去150年來「藥界最偉大的創新」的殊榮。早在這十年前，經濟學人雜誌就認為口服避孕藥是「20世紀最偉大的科學與技術躍進」。

口服避孕藥的效果高達99%

有了避孕藥之後，婦女可以掌控自己的生育權，並且妥善安排時間分配投入在社會中以及經濟發展，1960年代，平均每位婦女生育均生育8.5個孩子，一直到2009年，每位婦女平均生育2.9個孩子，口服避孕藥為第三常用的避孕方式，統計起來，全球有一億的女性使用口服避孕藥，它也是最有效的避孕法之一，如果遵照指示服用，避孕效果達99%。

口服避孕藥包含了兩種荷爾蒙：一種是雌激素，另一種是黃體素，這兩種荷爾蒙和女性卵巢所製造的天然荷爾蒙相似。腦下垂體無法分辨口服避孕藥裡的荷爾蒙及由卵巢所分泌的荷爾蒙二者間的不同，因此，它會誘使卵巢停止分泌天然的荷爾蒙，進而影響卵子的生長和釋放。這個荷爾蒙回饋的作用，就和懷孕期間卵巢內其餘卵子的活動都會中斷的原理相同。此外，使子宮頸黏液層變稠，讓精子及病原菌均不易進入，最後，干擾子宮內膜分泌，抑制受精卵著床。

　　剛開始發明避孕藥的時候，有些副作用很難被女性接受，像是發胖、水腫、噁心、嘔吐、胸部漲痛、頭痛等等，但隨著各個藥廠研究團隊的努力，致力於把荷爾蒙的劑量降到最低，目前已經發展到第三代，沒有以往的副作用，而且還是能維持可靠的避孕效果。

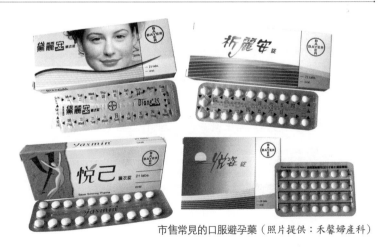

市售常見的口服避孕藥（照片提供：禾馨婦產科）

口服避孕藥的好處和效果

①新型口服避孕藥的額外好處有很多

抗雄性化、抑制皮脂出油，也有利於改善粉刺，甚至是中度痤瘡，還有多毛症狀等；還可改善經前症候群，對各種經前不悅症狀有正向幫助。根據很多研究顯示，避孕藥也能讓經期變短、變規則且變清爽、降低經痛、改善經血量過多、貧血等症狀，甚至可治療輕度中度子宮內膜異位、子宮肌瘤。

②口服避孕藥並不會造成癌症

很多人都道聽塗說，認為避孕藥會導致癌症，其實口服避孕藥反而能降低子宮內膜癌約40%風險，降低卵巢癌罹患率40%，對乳癌則沒有影響，和未使用口服避孕藥的人風險相同。

③口服避孕藥不會導致不孕

大部分女性停止服用避孕藥後會迅速恢復服用前的生育能力。生育能力會受年齡的影響，許多女性在較年輕時以服用避孕藥作為避孕工具，等到決定停藥時，她們的年齡上升，而降低了她們懷孕的機率，因此造成避孕藥會影響生育能力的誤解。

避孕藥使子宮頸黏液層變厚，病原菌不易進入，可降低

骨盆腔發炎的機率，降低子宮外孕的機率，反而對日後懷孕有幫助。服用口服避孕藥期間的長短與否並沒有任何不利於懷孕的缺點；相反的，高達74%的口服避孕藥使用者可成功地在停藥後的6個月內成功受孕，且準備受孕前，無需等停藥超過2~3個月。

④避孕藥需要吃一陣子停一陣子？

吃一陣子，停一陣子的誤解，起源於早期對口服避孕藥長期使用的影響及安全性不清楚。迄今口服避孕藥已被人類使用超過40年，是少數幾種被研究最透徹的藥品品項之一。

根據研究顯示，1/4的女性會在刻意的停藥期意外受孕，所以刻意進行停用對身體並無額外特殊好處。規律性地服完一包避孕藥後的停用期或是安慰劑，其實已給身體足夠的「休息」（約每三週停一週），所以並不需要吃一陣子，停一陣子。

⑤避孕藥對停藥後的懷孕胎兒不會有不良影響

服用避孕藥當停藥、懷孕後，是不是會對胎兒有影響？這答案是「不會」。根據廣義流行病學研究顯示，在懷孕前使用口服避孕藥並未有增加流產或生產缺陷的發生。口服避孕藥也無增加「男胎女嬰化」或「女胎男嬰化」的機率。

⑥不適合使用口服避孕藥的人

- BMI＞39之肥胖者
- 自身或家族有血栓症病史
- 出現或曾有中風或心肌梗塞的徵兆者
- 併有血管問題的糖尿病患者
- 肝功能異常及肝功能指數不正常者
- 胸部或生殖器官的癌症患者
- 現有或曾有肝臟腫瘤（良性或惡性）者
- 已懷孕、準備懷孕，或需要授乳者（避孕藥會影響乳汁分泌）
- 35歲以上的吸菸者
- 不明原因的陰道出血患者（應該先請醫師檢查出血的原因）

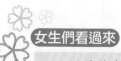

女生們看過來

口服避孕藥有固定週期，吃三周會停一週，要記得按時服用，任意停用反倒增加意外懷孕的風險。

裝子宮內避孕器，
我以後還可以懷孕嗎？

傳統認為沒生過小孩不適合避孕器，但其實在美國避孕器是青少女常使用的方式之一，只要經過醫師審慎的評估和正確的裝置方式，之後並不會造成不孕，而且想懷孕時只要門診移除就可以了。

　　子宮內避孕器的原理，是抑制精子的速度，或是傷害卵子細胞，它在不影響卵巢週期性排卵的狀況下，降低精卵結合的機率，並且製造着床的障礙。目前台灣使用的避孕器大體上分為兩種：

① **含銅型避孕器**：常見的為母體樂-375，另外一型則是 Nova-T，使用年限從5-10年不等。因為銅離子會放大子宮腔內的發炎反應，有可能造成異常出血以及疼痛。

② **荷爾蒙型避孕器**：含荷爾蒙，除了抑制受精卵着床，還能使子宮內膜萎縮，增加子宮頸黏膜的粘稠度，減少精蟲穿越的數量，平均大約5年需更換。因為含長效型黃體素，抑制子宮內膜增生使經血減少（減少流量40-50%），所以也會用來治療經血量大、貧血的病人。但剛開始使用時，

可能會有頭痛、胸部漲、噁心、憂鬱等等現象，過幾個月之後就會消失。

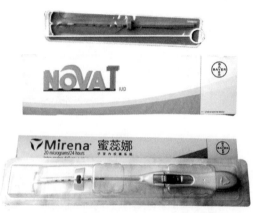

常用的子宮內避孕器（照片提供：禾馨婦產科）

關於子宮內避孕器常見的疑問

①裝避孕器會發胖嗎？

台灣傳統觀念總會覺得結紮或是裝置避孕器都會使女人發胖，但其實這兩種避孕方式皆不影響體重。

②避孕器是不是會比較容易發炎？

文獻上統計來看，裝避孕器並不會比較容易發炎，也不會增加子宮外孕的機率。裝置避孕器之後的感染，是因為原本子宮腔內就有細菌感染，如裝入後一個月內發炎，則請醫

生趕快把避孕器取出，改由別的方式避孕。

③沒生過小孩也可以裝避孕器嗎？

傳統上認為沒生過小孩不適合避孕器，但其實在美國避孕器是青少女常使用的方式之一，只要經過醫師審慎的評估和正確的裝置方式，之後並不會造成不孕，而且想懷孕時只要在門診移除就可以了。

④停經後是不是該把避孕器取出？

基本上，停經達一年即可把避孕器取出。假使是荷爾蒙型的避孕器，可能原本就會使月經減少，可以藉由抽血去確認是否已達更年期。

⑤有沒有不適合裝避孕器的條件？

曾經有細菌性心內膜炎的情況，或是有人工心臟瓣膜的婦女、免疫不全的病人、對銅離子過敏的病人、性傳染病的高危險族群及子宮畸型的患者。

Q21 用「事後避孕丸」來避孕,有效嗎?

有效的。事後避孕丸的成份是高劑量的女性荷爾蒙加上黃體素,或單獨用高劑量的黃體素,來抑制卵巢排卵、減少精子與卵的結合力、影響輸卵管的精卵運送,改變子宮內壁使受精卵無法著床。

　　在羅曼蒂克的音樂與氣氛下,再加上酒精催化下讓人目眩神迷,親密關係就不可避免了,但事後你是否有想過,安全防護措施記得做了嗎?夏季充滿著各種舞會、派對,年輕的男女紛紛在夜店的舞池中盡情舞動,尤其飲酒過後與不斷肢體接觸,不少男女在狂歡時刻擦槍走火。在濃情蜜意之下,享受了愛的關係。但許多女性朋友在激情過後,就忙著尋找事後避孕藥。或者是本來有吃事前避孕藥,卻不小心忘記漏吃,抑或是保險套破裂的窘境。有時候會遇到早上九點一開診,就有男女急急忙忙的進來問事後避孕丸,我們又稱做「緊急避孕」,但是到底事後避孕藥有沒有效呢?

「事後避孕丸」不是常規避孕法

　　首先,我們要強調,如同「緊急」避孕的意思,事後避

孕丸並不是常規使用來避孕的，只用在偶發狀況，並不適合用在有規律性生活的人身上。如果長期服用事後避孕丸來避孕，可能會導致體內荷爾蒙混亂、經期失調、水腫、焦慮等現象。經常有性關係的人，我也會建議用其他方式來避孕。

事後避孕丸的成份是高劑量的女性荷爾蒙加上黃體素，或單獨用高劑量的黃體素，這些藥物的作用是抑制卵巢排卵、減少精子與卵的結合力、影響輸卵管的精卵運送，還有改變子宮內壁使受精卵無法著床。

事後避孕丸有醫師開立的處方藥，也有藥廠研發固定包裝的「后安錠」，服用方法是發生性行為後72小時內吃第一劑，過約12小時之後吃第二劑。平均來說，懷孕的機率可以降低75%。有的時候來不及72小時內吃藥，根據統計，性行為後五天內，還是有一定的效果，還是可以追加服用。

因為事後避孕丸內含高劑量的荷爾蒙，可能服用後會有噁心嘔吐身體不適等現象，一般健康女性，這些影響都只是短暫的，也可以合併使用止吐藥減緩，如果真的一服用就吐出來，只好再補吃一次了。

服用後的月經有可能提早到，也可能照原本應該來的時間來，但假使已經超過原本預計的時間，那切記要自我驗孕或是趕快找醫師檢查喔。

Q22 還有沒有其它的避孕方式？

除了避孕藥之外，還有避孕貼片、在體內放置避孕環、使用保險套、體外射精等方法，不過這些方法的效果都不如直接結紮來的好，當然也都有失敗的機會，這世界上並沒有百分百的避孕方法喔。

　　很多人來門診時都會小聲的問我：世界上有沒有百分之百的避孕方式呢？答案是「不要發生性行為」，唯一最安全的性行為就是自慰，這聽起來真的不實際，也不可行。

　　現在女性由於自主性越來越高，想掌控自己的生理週期及生育計畫，以免不規則的月經及未預期的懷孕影響自己的生涯規劃。之前談論過口服避孕藥之後，雖然口服避孕藥看起來具有許多優點，以往所被人詬病的副作用也都消除，但對於擁有繁忙生活的女性來說，有時忘記吃或者是遺失藥物所帶來的不便，就變成避孕藥唯一的缺點了。

其它幾種避孕方式

①避孕貼片

避孕貼片是把避孕藥的荷爾蒙做成貼片，經由皮膚吸收，這樣就不用每天服用避孕藥，現有的形式是薄型的，接近白種人的膚色，大小大概五公分見方，通常被黏在身體沒有毛髮且衣服可以遮住的地方，以三個禮拜為週期，只要每個禮拜在身上貼一個藥片，第一個禮拜不必使用貼片，這樣藥片就會緩慢釋出類似避孕藥的荷爾蒙，所以血液中藥物濃度穩定，也減少了因為藥物濃度波動不定，造成意外懷孕或者是不正常出血的困擾。

　　避孕貼片具有黏性，不會因為沐浴或游泳掉落，但對於亞熱帶氣候的台灣女性來說，有些人有皮膚過敏的問題或者因為流汗等狀況剝落，仍然有使用不當，而造成意外懷孕的疑慮。部分女性在開始使用此貼片後會有以下的副作用：頭痛、噁心、胸部漲痛、經期間出血、情緒改變以及體重變化等，這些副作用在使用幾個月後應該會自然停止。

②陰道避孕環

　　對於習慣用衛生棉條的女生來說，使用陰道避孕環也是個很好的避孕選擇，有些女生會懼怕把手指伸進陰道內，這需要反覆練習才能達成。避孕環的作用原理是將一個月份的避孕藥物做在一個矽膠的環狀結構裡，這個矽膠狀的環可以塞在陰道裡面，在一個月中緩慢釋放避孕藥，而達到避孕的效果。而且一個月只要置入、取出一次即可，即不用天天

使用或注意它，放在陰道裡面的矽膠環在當事人是沒有感覺的，即便是有性生活或使用棉條，也都不會有感覺。85%使用者幾乎不感覺到其存在於陰道內，大約94%的伴侶不介意對方使用避孕環。缺點是有2%自行掉出陰道的機率，熟悉放置後掉出的機率會減少，如果真的掉出來，可用清水或加上不具刺激性的肥皂清潔後擦乾，3小時內再放回陰道內，仍有相同之避孕效果，所以性行為中就算掉出也不必暫停。

③保險套

保險套幫助伴侶雙方降低性傳染病的感染，包括HIV（*引起愛滋病AIDS的病毒*），是沒有固定性伴侶者最適用的避孕方法。然而，在避孕的功能上，與其他避孕方法相較，保險套並非十分可靠，尤其針對初期使用這種避孕方式的使用者而言。因此，許多性伴侶們除了使用保險套以避免性病感染外，也另外加用其他更可靠的方式（*例如：口服避孕藥*）來避孕。

以下情況有可能降低保險套的避孕效果：

(1)沒有全程使用。（*不論有無射精，只要進入女性體內就要戴上，因為當男性興奮勃起時，龜頭部位少許的分泌物中就會有精蟲*）

(2)沒有先看清楚正反面就戴。（*有時戴錯面卻已沾到陰*

莖上的分泌物，興奮時分泌的分泌物有少量精子，翻面後反而把精子帶進女性體內）

(3) 沒有把保險套封閉一端似奶嘴狀裡的空氣擠掉。摩擦或壓力可能導致破損。（指甲或是油性的潤滑劑都有可能使保險套破裂）

(4) 放置於高溫或陽光直射處讓保險套劣化。

(5) 同時使用兩個以上保險套或油性潤滑劑，會增加摩擦破裂的機率。

(6) 射精後繼續留在女性身體內溫存，沒有馬上拔出，導致陰莖變小後保險套鬆脫精液滲出（在射精後男性就應該馬上以手指捏住保險套罩住的陰莖根部，退出女性體外）。

④體外射精法

這是最古老的避孕方法之一，男方必須在射精前將陰莖從女性的陰道抽出，避免讓精子留在陰道裡。此方法極需男方的自我控制和堅強的意志力，在乾柴烈火、性慾高張、色急攻心的狀況下非常難。所以，這個方法是很不可靠的，在男方射精之前，精子還是有可能隨著黏液外洩在陰道內。

常見避孕方法比較一覽表	失敗率
口服避孕藥	1~5%
避孕貼片	0.9%
保險套	3~15%
計算安全期	5~25%
體外射精法	5~20%
避孕器	1~5%
避孕環	1~5%
女性結紮	<1% （男女結紮效果一樣）
男性結紮	<1%

Q²³ 女生結紮後
會不會變胖？

有關結紮後遺症的研究相當多，近年來一些比較嚴謹的研究發現，結紮前後女性的症狀差別並不明顯，結紮後的女性在月經的間隔及月經與月經間的不規則出血現象也沒有比較多，不用太過擔心。

對於決定不再生育，又懶得吃避孕藥，也不想裝避孕器的女生，結紮是一個「一勞永逸」的方法。有時候在門診，為了到底是丈夫結紮還是太太結紮常會一言不和吵起來，男生怕結紮後影響性功能，女生怕結紮後發胖提早更年期。其實，這些都只是性相關的迷思，男生結紮只需要局部麻醉，一小時內就可以離開醫院，女生還要全身麻醉或是脊椎麻醉，傷口也比較大，大部分還是在肚子上開個洞，我並不是大女人主義作祟，但如果真選擇結紮的話，還是男生結紮較為方便。

有時候經歷了一番家庭革命，或者是太太剛好要開剖腹產可以順便結紮，最終還是決定女生動結紮手術時，難免患者會詢問：「會不會發胖？會不會變老？會不會提早更年

Part ❷ 關心女人的「孕事」

97

期？會不會影響性生活？會不會情緒不穩？」等等問題，到底結紮對身體有多大的影響呢？

「結紮後症候群」症狀並不明顯

一般人認為的結紮後症候群包含了月經出血增加、非經期間不規則出血、性生活影響性慾、情緒不穩、經前症候群加重等等。會造成結紮症候群的原因，有的人推測是在做結紮時，可能會破壞部份進入卵巢的血管，來自腦下垂體刺激卵巢的荷爾蒙就可能會減少，所以卵巢的工作會有不正常的現象。

有關結紮後遺症的研究相當多，近年來一些比較嚴謹的研究發現，結紮前後差別並不明顯，結紮後的女性在月經的間隔及月經與月經間的不規則出血現象並沒有比較多。台灣有不少人在產後一、二天就做結紮手術，但是生產後，約有一半的人可能發生程度不一的產後沮喪，有些人就會把情緒上的問題歸咎於結紮，其實兩者一點關係都沒有。

有不少研究均顯示，結紮後因為不用擔心懷孕，在性生活方面比較滿意，但也有研究顯示兩成的人反悔，或有易怒、憂鬱、腹痛、背痛、疲倦等常見症狀。現在離婚跟再婚的比率節節升高，常見到再婚之後要求再「重接」的，再次

接通的受孕率當然一定會下降，所以決定結紮之前必須慎重考慮。

雖然到目前為止，研究的結果沒有明確的結論，不過大部份的學者認為就算真的有結紮後症候群，也只是非常少數的人受到影響而已，其實結紮也有一些附帶的好處，有愈來愈多的研究顯示它或許可以減少卵巢癌的機會，可能是因為手術改變了局部的荷爾蒙狀態，或是血流的阻斷減少卵巢接觸致癌基因的機會。

總而言之，結紮發生後遺症的機會非常低，不過到了考慮結紮手術之前，還是有許多人怕種種問題發生在自己身上。我覺得最重要的不是擔心那些可能性不高的後遺症，而應該要充份與醫師溝通手術的危險性、好處，以及家庭、子女、配的身體狀況到底適不適合結紮，以免手術後一段時間又後悔，到時候要再接通，可得大費周章了。

Q²⁴ 服用RU-486墮胎，安全嗎？會不會有後遺症？

因傳統人工流產手術仍不免會發生一些合併症，如感染、子宮穿孔、子宮頸損傷、子宮內粘連等，如果能挑選合格的婦科醫院，在法律的監督下，由合格醫師來審慎使用RU-486，則RU-486仍不失為需接受人工流產的婦女之好選擇。

　　隨著青少年性行為的年齡越來越降低，風氣越來越開放，難免會面臨非預期懷孕的問題，報紙上也會報導九月墮胎潮，或是情人節之後的意外懷孕社會現象。根據2012年的統計，全台灣總共開出5萬份的RU-486，也就是我們俗稱的墮胎藥。

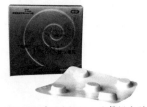

RU-486（照片提供：禾馨婦產科）

　　站在我們婦產科醫師的立場，當然會希望非預期的懷孕越少越好，但是很遺憾的是，台灣非預期懷孕率居然領先歐洲其他國家六、七倍，可見我們的性教育還有待加強。這些緊張惶恐意外發現懷孕的少女少男，當然也有少部分熟女，她們最擔心的問題不外乎是，藥物或是手術會不會有後遺

女性的疑難雜症關鍵50問

症？手術有沒有什麼風險？

根據估計，全世界每年約有五千萬以上的早期懷孕婦女尋求流產手術，儘管在醫學發達的今日，傳統人工流產手術仍不免會發生一些合併症，如感染、子宮穿孔、子宮頸損傷、子宮內沾粘等，若是貧窮落後的國家，人工流產手術或是各種墮胎秘方的危險性更是遠大於RU-486藥物，世界衛生組織估計，每年有二十萬婦女因墮胎而死亡；因此，若能在法律的監督下，由合格醫師來審慎使用RU-486，則RU-486仍不失為需接受人工流產的婦女的另類選擇。

1982年在法國首次發表RU-486可藉由阻斷黃體素接受器而達到終止早期妊娠的作用，黃體素是我們俗稱的助孕素，可幫助胚胎著床，拮抗黃體素自然會造成流產。但因為宗教道德的因素爭議始終不斷，也因此流入黑市販賣的意外層出不窮。RU-486在未經過專業醫師的檢查之前擅自使用，有相當高的危險性，在這邊一定要奉勸年輕人審慎的找專業醫師評估監督之後，才能做臨床上的使用。

使用RU-486的注意事項

① 第一我們需要先確定懷孕的週數，單獨使用於懷孕7週以內的婦女，其墮胎的成功率約為80%，若於RU-486給藥

後48小時間合併使用前列腺素，其流產的成功率可達90%以上，平均陰道出血時間為8~14天。墮胎失敗的原因可能和懷孕週數太大、肥胖、基因變異等因素有關，服用完RU-486的兩週後務必要返診做超音波追蹤，如果有流產失敗或不完全流產的情形，必須再次實行人工流產手術治療。

② 我們需要確定懷孕的位置，必須是子宮內懷孕。如果是子宮外孕的婦女擅自服用RU-486會引發大量內出血，所以是RU-486的禁忌症之一。

③ RU-486服用後可能的不舒服狀況，第一劑必須在醫療院所藥師面前服用，可能會有噁心，嘔吐的現象。第二劑則是第一劑之後48小時服用，引發子宮強烈收縮，把胚胎排出，會陣痛2~4小時，且合併出血。如果有緊急陰道大量出血，必須馬上就醫。

　　總而言之，使用RU-486流產一定要到公私立醫療院所，經過醫師評估後才是安全的方式。不管是藥局，網路，黑市，或來路不明的管道所取得的藥都有偽藥的風險，希望如果遇到這樣的問題，少男少女能夠就醫，才能把危險性降到最低。

Q²⁵ 「人工流產」會不會有後遺症？

妊娠12週之內可用真空吸引的方式進行，如果大於12週，因為胎兒較大，需要用引產的方式進行。人工流產也有可能會有流產不完全、子宮沾粘、感染、破裂或傷及腸道等後遺症，也可能有麻醉的併發症。

　　當懷孕來的不是時候，不管是未婚懷孕、養不起小孩，還是不想當單親媽媽，或是母親或胎兒有健康的問題，可能被迫要選擇終止妊娠這條路，也就是俗稱的「墮胎」。

　　因為台灣的民俗文化的關係，亞洲女生普遍對終止妊娠會有身心不安的感覺，比如「嬰靈」的說法，或是造成日後不孕的迷思等等，做為醫生的我必須好好的對這些婦女做詳細的解說諮詢和情緒上的支持，當然，有另一半的安慰和陪伴也是非常重要的。目前比較多的人工流產還是發生在未成年少女，醫師需要提供隱密的環境做問診，並且在人工流產之後做避孕的衛教和指導，避免遺憾的事情一再發生。

目前常使用的終止妊娠方式有兩種

①使用藥物人工流產

　　口服墮胎藥就是我們常聽到的RU-486，這個藥物只有婦產科專科醫生才可以開立處方籤，在藥物使用之前，必須先用超音波確定為子宮內懷孕（對子宮外孕無效，擅自服用且恐引起內出血），而且懷孕週數在7週內。一次處方分為兩劑，第一劑服用之後可以正常工作活動，少數人會噁心嘔吐，第二劑是子宮收縮劑，會有下腹痛伴隨比月經較大量的出血，但服用少量止痛藥可以緩解。藥物流產的成功率不是百分之百，服藥後兩週內必須用超音波檢查胚胎是否完全排出，如果有不完全流產的現象，必須追加手術把胚胎清乾淨，所以一定不能自行在黑市或是藥局購買使用，也一定要按照醫師的指示返診追蹤。

藥物流產的優點	藥物流產的缺點
(1)沒有麻醉或手術風險	(1)無法處理妊娠大於七週
(2)方便，安全，隱私	(2)不完全性流產，造成持續出血或細菌感染
(3)比起手術較不會疼痛	(3)腹部疼痛、噁心嘔吐、頭痛、皮疹等等

②手術人工流產

　　妊娠12週之內可用真空吸引的方式進行，如果大於12週，因為胎兒較大，需要用引產的方式進行。一般手術前8小時禁食，用靜脈麻醉的方式使患者睡著，用子宮頸擴張器把子宮頸擴張之後，用器械將胚胎以及胎盤組織抓取出來，並且用真空吸引把妊娠組織清乾淨。整個手術過程大約10~20分鐘，術後必須觀察麻醉清醒程度以及生命徵象1~2小時。

手術流產的優點	手術流產的缺點
(1)可處理較大週數的妊娠	(1)也可能不完全性流產
(2)只需要一次門診手術治療，快速	(2)術後子宮感染，引發敗血休克
	(3)子宮腔沾粘，導致不孕
	(4)子宮破裂穿孔，傷及腸子膀胱等
	(5)麻醉的併發症

流產後門診常見的患者疑惑

①下次月經何時來？

　　流產後大約隔4~8週才會有下次月經。

②何時才能再有性生活？

陰道停止出血之後2週，才能有性生活，且必須做好避孕措施，避免短期內再度懷孕。

③需要配偶或是家長同意才能做人工流產嗎？

有配偶或是未成年女性仍需要配偶或是監護人簽名同意才可以進行人工流產。另外，妊娠如果超過24週，因為胎兒有存活的可能，就算是有先天異常，也無法進行人工流產。

④哪些人不適合使用藥物人工流產？

(1)懷孕週數大於7週。

(2)有子宮內避孕器合併懷孕者。

(3)有心、肝、腎及血液疾病、癲癇及長期使用類固醇者。

(4)無法配合回診者。

⑤流產後有什麼狀況必須馬上回診？

(1)持續仍有懷孕徵象。

(2)發燒。

(3)大量陰道出血（1小時內需使用2片夜用型衛生棉）。

(4)劇烈腹痛。

(5)惡臭的陰道分泌物。

Q²⁶ 「人工流產」後，需要坐月子嗎？

我會建議人工流產後可以坐個10天的「小月子」，讓身體獲得休息和恢復。1~2週內盡量多臥床休息，多睡覺、少活動，避免搬重物，也要均衡飲食，多補充蛋白質、鐵質、葉酸等，1週忌酒類、咖啡，生冷及刺激性飲食，以免影響傷口癒合。

　　人工流產分為藥物流產和手術流產兩種，藥物流產適用於週數比較小的懷孕，而人工流產則是經由子宮搔刮術，或是真空吸引術來造成流產。目前非預期懷孕而要求人工流產還是佔大多數，當然也有少數因為胚胎壞死（俗稱的胎死腹中），而不得不選擇人工流產。

　　婦產科醫師雖然希望所有健康的懷孕都能被保留下來，但因為經濟因素、個人因素，或是青少女的意外懷孕等原因，還是難免面臨痛苦的抉擇必須終止懷孕。

人工流產後要坐好「小月子」

　　雖然人工流產頂多是門診手術，休息到麻醉藥消退就可

回家，但是對於子宮還是一個傷害，很多女性在心理上會面臨很大的壓力，不管是民俗有關「嬰靈」的說法，或是擔心日後想要再生育受到影響。我會建議人工流產後可以坐個10天的「小月子」，讓身體獲得休息和恢復。

有哪些保養的重點呢？

①人工流產1~2週內盡量多臥床休息，多睡覺、少活動，避免搬重物。在手術中會有出血，量雖然沒有生產那麼大，但也是不必要的出血，讓身體靠休息得到恢復，也不要因為過度勞累而使身體的抵抗力下降。

②補充蛋白質、鐵質、葉酸、維生素。只要攝取營養豐富、溫和、均衡的飲食，包括高蛋白質的奶蛋魚肉豆類、五穀雜糧，和新鮮的蔬菜水果，就能讓身體快速修復體力。

③注重外陰部的衛生。雖然流產大部分外陰部不像生產有傷口，但子宮頸口是張開的，血又是很好的培養基，細菌會經由陰道上行感染到骨盆腔，破壞輸卵管，造成日後不孕。因此必須注重衛生，棉墊定時更換，每天用流動的清水洗淨外陰，避免盆浴和游泳。

④認真避孕。因為意外懷孕所導致的人工流產，希望不發生第2次，要更重視避孕。如果要再準備懷孕，也要先休養3個月再試。此外，不出血之後再過1～2週才能再有性行為。

⑤注意保暖。和坐月子期間一樣，洗頭、洗澡後都要儘快吹乾保暖，避免受寒。

⑥人工流產後一週忌酒類、咖啡、生冷、刺激性飲食，以免影響傷口癒合。

⑦人工流產之後不要立刻進補，比如麻油雞、生化湯、人參、當歸、黃耆等，會影響子宮收縮，增加出血量，要使用藥膳進補需等到人工流產1週後再開始。

⑧情緒調適。流產後會充滿罪惡感和失落感，需要家人和伴侶支持和關懷。

Q²⁷ 「子宮外孕」會不會 一再發生？

會的。子宮外孕容易再度發生。一次子宮外孕之後，再次子宮外孕的機率會增加7~13倍，子宮內（正常）懷孕的機率為50~80%，再次子宮外孕的機率為10~25%。

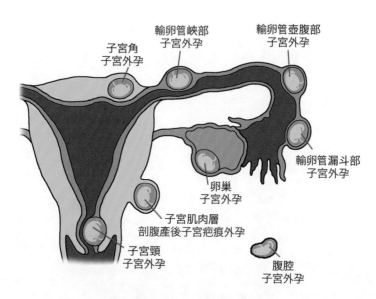

子宮角
子宮外孕

輸卵管峽部
子宮外孕

輸卵管壺腹部
子宮外孕

輸卵管漏斗部
子宮外孕

卵巢
子宮外孕

子宮肌肉層
剖腹產後子宮疤痕外孕

子宮頸
子宮外孕

腹腔
子宮外孕

子宮外孕可能發生的部位

「子宮外孕」是一個婦產科的急症，每位婦產科醫師在訓練的過程中，一定都會遇到半夜有女性抱著肚子來掛急診，喊著肚子痛伴隨陰道出血，一經過驗孕發現懷孕了，用超音波檢查卻又看不到胚胎在子宮腔內著床，這一連串的情節就是標準的「子宮外孕」。

90%的子宮外孕發生在輸卵管

　　子宮外孕的定義，顧名思義，就是胚胎著床發育在不是正常的子宮內，而是在子宮以外的地方，90%以上會發生在輸卵管，其他則有可能在卵巢、腹腔、子宮頸、子宮角等等位置，若前次剖腹產的婦女，有可能發生在傷口肌肉層。

　　自然發生的子宮外孕的發生率大約為1%，如果有做人工生殖的療程比如打排卵針會跟著提高到10~15%。其他容易增加子宮外孕的原因還包括：曾經動過輸卵管手術、曾發生過骨盆腔發炎、裝置避孕器等等。

　　以往子宮外孕常造成輸卵管破裂導致內出血，在患者心跳血壓不穩定時緊急送進開刀房手術，但現在隨著超音波的進步以及抽血等方式，大多可以提早發現，趕在病情惡化前接受治療，以免遺憾。

　　子宮外孕的症狀剛開始可能不太顯著，如果月經延遲，

自己驗出懷孕，又伴隨輕微肚子悶痛，置之不理後漸漸有陰道異常出血，就要合理懷疑有子宮外孕的可能性。

這時到醫院醫師會先用陰道超音波來進行檢查，在子宮內找不到胚胎的時候，就會進一步做抽血檢查，檢驗胎盤所分泌出的人類絨毛膜激素。假使是子宮外孕，因為胚胎的成長受到限制，人類絨毛膜激素不會呈現倍數攀升。

治療方式分為手術和藥物兩種

①手術治療

分為保守性或根除性。保守性是做一個造口，把胚胎組織清出來，但日後同一側再次子宮外孕的機率也較高。根除性則是一勞永逸把輸卵管切除，日後想要懷孕則需靠另外一邊，或是做試管嬰兒。

②藥物治療

施打MTX，一種用在癌症化學治療的藥物，可以有效的殺死絨毛細胞，摧毀子宮外孕胚胎組織，副作用是暫時性的噁心嘔吐。但是它對於妊娠組織的大小和人類絨毛膜激素的濃度有一定的限制，胚胎已發育太大或是已破裂造成腹痛時，就必須手術治療。

但是，子宮外孕真的容易再度發生。一次子宮外孕之

後，再次子宮外孕的機率會增加7~13倍，子宮內（正常）懷孕的機率為50~80%，再次子宮外孕的機率為10~25%。

因此，平常就要注意避免感染導致上行性的骨盆腔發炎，預防意外懷孕而做人工流產手術，注意性行為的清潔和衛生，讓懷孕平安又健康。

女生們看過來

子宮外孕相當容易重覆發生，所以有子宮外孕經驗者，要更注意避免感染而導致上行性的骨盆腔發炎，也要預防意外懷孕而做人工流產手術，注意性行為的清潔和衛生。

Q28 為什麼我會「不孕」？
不孕怎麼辦？

女性最常見的原因是排卵問題、內分泌異常、年紀較大而出現排卵障礙；男性的不孕原因包括精子數量不足，或是精子品質不佳，可能是睪丸疾病、輸精管先天性缺損，或是後天發炎引起。尤其現在人的生活壓力過大、工時過長、抽煙、喝酒，都可能是不孕的潛在影響因子。

　　台灣不但結婚年齡越來越高，生育年齡也越來越高。不少夫妻就算是結了婚，還是一起到處遊山玩水，享受兩人世界，等到真正想要有小孩的時候，卻無法順利懷孕。

　　傳統中國人的觀念總是把不孕怪在女方的身上，用「肚子不爭氣」來指責一個女人生不出小孩或是生不出男丁，帶給女人無謂的指控和無形的壓力。殊不知，不管是不孕或者是性別，男生都要負起一半的責任。有些太太被公婆責怪之後，會默默來醫院說要檢查，但是不孕症一定是「兩個人」的責任，一定要一起就診，先生也必須經過檢查，共同找出原因。

孕？不孕？一年後就建議就醫檢查

正常來說，一對夫妻在半年內可以順利自然懷孕的機率約60%，一年內順利懷孕的機率是80~90%，如果一年內並沒有避孕措施，仍然不能懷孕的話，就要考慮就醫。

不孕症的成因中，30~35%來自男性不孕，40%是女性，10~20%是雙方都有問題，剩下10%是不明原因的不孕。男性必須做精蟲的檢查，而女性要做的檢查會多許多，除了婦科超音波，還會檢驗荷爾蒙，以及檢查輸卵管是否暢通等。

女性最常見的原因是排卵問題、內分泌異常、年紀較大而出現排卵障礙，此外，骨盆腔的疾病比如骨盆腔發炎沾粘、子宮內膜異位、子宮跟卵巢的腫瘤，也可能干擾受精或是著床。

男性的不孕原因包括精子數量不足，或是精子品質不佳，可能是睪丸疾病、輸精管先天性缺損，或是後天發炎引起。現在人的生活壓力過大，工時過長，抽煙喝酒，都可能是不孕的潛在影響因子。有一些原因可以靠藥物或是手術的方式治療，但是也有很多情況可以直接接受人工生殖技術來協助懷孕，不管是人工受精或是試管嬰兒，都已發展到非常成熟的階段。

不孕症的治療方式日新月異，也有新聞報導很多困難的案例接連成功做人的案例。然而，治療不孕症的方法越來越進步，卻無法克服「年齡」的先天限制，因為女性生育能力會隨著年齡增長而每況愈下，最適合的黃金生育年齡為20~30歲，過了30歲逐年下降，40歲之後更急轉直下，不但不易受孕，流產機率也大增。總而言之，生育要趁早，才能避免為時已晚的遺憾。

子宮後傾的女生會不會不孕？

老一輩的傳統觀念認為，子宮後傾是不孕的原因之一，其實這是錯誤的說法，很多子宮後傾女性也都順利懷孕生子，多數先天性的子宮後傾的女性是不自知的，因為她們沒有症狀或症狀很輕微，往往是在懷孕進行超音波產檢時才發現有此問題，沒有症狀就不需要特別治療。

子宮後傾的發生率頗高，大約有20％。子宮透過很多韌帶固定在骨盆腔中，使得大部份的情況下，女性站立時，子宮會水平的貼在膀胱上面，這時會呈現「子宮前傾」的自然狀態，80％女性的子宮是前傾的；但當子宮本體傾斜的方向向身體後方時，就稱為「子宮後傾」。

子宮後傾發生的原因分為先天性和後天性兩類，大多數先生性的子宮後傾女性是不自知的，因為她們沒有症狀或症狀很輕微，往往是在懷孕進行超音波產檢時才發現有此問題，沒有症狀就不需要特別治療。包括我自己也是，直到部門採購了一台超音波之後，才發現我自己居然也是子宮後傾一族，但沒有特別的症狀。後天性常見的發生原因有骨盆腔

發炎沾粘、子宮內膜異位症、子宮或卵巢長腫瘤導致子宮移位等。

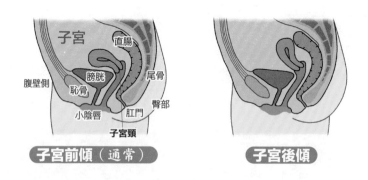

子宮前傾（通常）　　　子宮後傾

「子宮後傾」並非是不孕的原因

老一輩的傳統觀念認為，子宮後傾是不孕的原因之一，其實這是錯誤的說法，很多子宮後傾女性也都順利懷孕生子，例如我本人就是。至於症狀輕微或沒有明顯]症狀者，可多做瑜珈的「貓式」，這個動作很簡單，採趴著的姿勢，雙膝分開與肩同寬，注意臀部要抬高，胸部緊貼地面。一天做4～5次，每次5～10分鐘，可以改變子宮的位置，緩解不適。（P.119圖示）另外，最好少穿高跟鞋，雖然不會使子宮後傾更多，但會加重腰酸背痛產生的不舒服，因此建議改穿平底或低跟鞋。

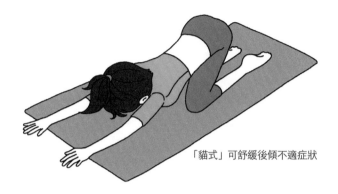

「貓式」可舒緩後傾不適症狀

　　當出現嚴重經痛、下腹痛或腰痠背痛等症狀時，必須先找出子宮後傾的原因，再對症治療，以改善疼痛的問題。如果是骨盆腔沾粘，則須進行沾粘分離治療；如果長子宮肌瘤或卵巢囊種，就予以切除；如果是子宮的圓韌帶鬆弛，就必須用手術往前拉，可改善子宮後傾的問題。

女生們看過來

大部分的先天性子宮後傾，通常是不自知的，沒有症狀或症狀很輕微，不需要特別治療，當出現嚴重經痛、下腹痛或腰痠背痛等症狀時，才必須先找出子宮後傾的原因，對症治療，以改善疼痛問題。

Part ② 關心女人的「孕事」

其它困擾妳的
那些事

不管是生產完怎樣兼顧家庭和工作，要怎麼減肥？子宮頸抹片幾歲要開始做、更年期要吃荷爾蒙嗎？……等，這些都是經常困擾女性的疑難雜症。

子宮肌瘤、巧克力囊腫和卵巢癌、乳癌等，都是女性常得的女性疾病，妳到底該怎麼面對和治療？這個章節會解答妳的大小問題。

Q30 新手媽媽要怎樣兼顧家庭和工作？

一下子變成妻子和媽媽並行的角色，蠟燭兩頭燒，常讓很多新手媽媽轉變不過來，適時的讓另一半或是家人幫忙，而且寬容、善待自己，也要多花一點時間和另一半溝通、討論，以免和丈夫漸行漸遠了。

如同全世界其他先進國家，台灣有越來越多的女性得身兼家庭與工作，除了經濟上的需求，特別是「台北居大不易」的今日，往往得靠夫妻兩人的收入才足以支付日益龐大的生活費用。其次，婦女的教育程度越來越高，在職場上的表現也越來越亮眼，女性工作對整個社會都是產值的增加。

然而，這也導致不少女性在工作一段時間後，就得開始面對一連串現實的抉擇：該不該結婚？該不該生小孩？如果要生小孩，該如何平衡家庭與事業？有些人毅然決然地暫停原有的工作直到小孩進入小學；也有人早早放棄生小孩的念頭，努力打拼事業，結果到想生育的時機，卻因為高齡導致懷孕困難；扣除以上兩個極端，大多數人都會走上兼顧工作與家庭的蠟燭兩頭燒的生活。

環顧身旁，我這年代的職業女性（包含我自己）在踏入婚姻與家庭生活後，總是不自覺地以自己母親為標準，想做到母親曾做過的事情，卻往往忽略上一代的母親們只需要照顧好家庭，沒有到外面工作的壓力。夾在傳統文化與現代社會的衝擊中，要同時兼顧工作與家庭，一個不小心就會遇到自己預期扮演的角色因時間不足或缺乏資源等窘境而無法順利達成。久而久之，在「期望越大，失望越大」的壓力下，逼得自己喘不過氣來。

　　我自己也是在懷孕及產後都需兼顧醫師的執業，照顧病人、為人妻、為人媳、為人母的身兼數職，以我自己新手媽媽的自身經歷，提供幾個建議給一樣辛苦、整天像無頭蒼蠅忙碌的職業婦女們一些建議：

①讓別人（專業保母／父母／另一半）幫妳

　　放寬標準，善用資源。拋開職場上習於獨當一面的完美形象，要開始接受自己無法憑一己之力搞定工作、家庭與小孩。不要羞於向身旁的親友尋求幫助，適時地把家事分配出去；甚至當他們主動提出要幫忙時，也別急著一口回絕，偶爾讓先生哄小孩入睡，並不代表妳是不稱職的母親。相反地，愉快的婚姻生活絕對需要夫妻雙方的共同參與。此外也應建立自己的人力資源，善用各項社會資源協助，在生活型態上做好安排調整，降低家務要求，才能讓自己在工作與家

Part ③ 其它困擾妳的那些事

庭生活之外有更多的可能。

②不要太輕易給承諾

只要是不確定自己能做到的事，先以「我會試試看」取代第一時間的隨口承諾。小孩和工作加在一起的生活已經夠充滿不確定性了，不要因為一個承諾，看到家人或小孩失望的臉龐，而有罪惡感；做得到就做，做不到就算了，不把話說死，才能適時給自己夾在家庭與工作間的生活多點彈性。

③感恩的心

雖然互相幫忙是理所當然的事，但別人（就算是養育妳長大的父母）並沒有義務一定要幫助妳。特別是在家庭與工作地雙重壓力下，若是把別人的付出視為自己應得的，沒達到妳的標準就感到失落或情緒難以控制，只是更容易傷害自己身旁的親友，也更埋下傷害婚姻的危機，影響家庭和諧。

④別忘記經營夫妻關係

孩子誕生後不要因為重心都在小孩跟工作身上，而忘記了最親愛的先生，甚至因此和丈夫漸漸疏遠。分配每一個部分的比重平衡之餘，還是要安排和先生單獨相處的時光，並且花時間討論，調整彼此對家庭經營的共識，適時的調整腳步。

Q³¹ 我一直暴飲暴食，就是「暴食症」嗎？

有些情況較嚴重的暴食症患者，應及早到醫院接受治療，因為這一類飲食障礙通常與抑鬱症、焦慮症等並存，千萬不可大意。肥胖可能引起很多跟婦科相關的疾病，除了飲食習慣導致年年發生率攀升的乳癌之外，還有子宮的子宮內膜癌也證實和肥胖有關。

　　我們從很多電影裡面會看到，女生一遇到壓力或是失戀，就開始藉著大吃大喝來發洩，吃甜膩膩的蛋糕巧克力、大量的碳水化合物如炒飯炒麵，或者是油炸的鹹酥雞、薯條等。開心時也用吃來慶祝，壓力大時也用吃來發洩，傷心時也用吃來平衡情緒，「吃」似乎變成一個萬用的藉口。

　　當妳情緒低落，壓力大時，是否會用味覺的刺激來找到一個宣洩的出口？根據研究發現，在城市長大的年輕女生，暴食症的發病率是厭食症的2~5倍。暴食症大多見於女性，女性的患病率為1~3%，是男性的10倍，平均發病年齡為18~20歲。情緒化飲食的後果反而是帶來飲食過量、體重超重、造成心理的內疚感（可能會吃完就去催吐），但這樣並不能解決實際生活中的問題和情緒，反而更增加情緒的不穩

定性，對身心都是危害。

暴飲暴食和人格亦有關

會有暴飲暴食的人格一般不是很穩定，對自己情緒的控制和管理比較差，並不是真的餓了，而是在心理上有長期饑餓的感覺，希望通過「吃」這種方式來處理焦慮不安、寂寞或者情緒低落等負性情緒，對他們來說，暴飲暴食比關注體重更重要。在情緒化飲食期間，人們會渴望「慰藉性」的食物。這類食物通常是熱量高、糖分高、鹽份高、脂肪高，像是冰淇淋、巧克力、糖果、披薩等等。

過胖易引起婦科疾病、情緒疾病

很多跟婦科相關的疾病，有可能因為體內過多的脂肪所引起，除了飲食習慣導致年年發生率攀升的乳癌之外，還有子宮的子宮內膜癌也證實和肥胖有關。此外，在育齡年紀的婦女，肥胖不僅會增加心血管疾病的機會，也會增加懷孕的併發症，例如：妊娠糖尿病、子癲前症、胎兒過大、胎死腹中、難產、感染等。其次，生產時麻醉比較不好打，而產後引發出血的機會較高，產婦身體脂肪太厚，也會影響產後傷口癒合的速度。

制止情緒化飲食，可以透過自我心理調節配合健康的飲食習慣來達到，建議：

① 首先要明白，並且告訴自己，用「吃」這種方式來處理負面情緒，只是刻意迴避自己不願意面對的問題，痛苦的情緒需要宣洩，但是透過錯誤的方法並無濟於事。

② 多做一些其他的事情分散對食物的注意力，不管是聽音樂或是和姊妹淘交談聊天。運動所釋放出的「快樂物質--內多啡」，可以自然的提振情緒、改善心情，並提昇身體的免疫力。

③ 如果無法應付嘴巴或是內心的渴望，盡量吃一些健康的食物，食物的種類越多越好，例如富含纖維素的水果蔬菜堅果類、全麥製品等等。足夠的膳食纖維可以提昇飽足感。真的忍耐不住的話，一週吃一次甜食就好，不可當成每日的習慣。

④ 制定調整自己的飲食習慣，不在正餐外的時間進食。規律吃三餐，尤其不能跳過早餐，吃早餐是提高基礎代謝率的好方法。忍饑挨餓除了令人心情不好，更無益於減重，不定時吃則容易造成下一餐吃過量，三餐最好間隔4～6小時，睡前2～3小時內不要進食。吃飯時要細嚼慢嚥，不在進食的時候講話，不一邊看電視一邊用餐，不陷入「吃到飽」餐廳的迷思，很容易吃過量。

⑤ 多喝水，喝水不但可以加速新陳代謝，也可以排毒，還能降低食慾。每1公斤體重約每天喝30c.c.的水。

⑥ 對於情況已較嚴重的暴食症患者，應該及早到醫院接受專業的治療，因為這一類飲食障礙通常與抑鬱症、焦慮症等並存，千萬不可大意。

女生們看過來

要避免減肥過度反而暴飲暴食，提醒大家不要為了減肥而挨餓，除了會令人心情不好外，更無益於減重，不定時吃飯容易造成下一餐吃過量，三餐最好間隔4～6小時，睡前2～3小時內不要進食。

Q³² 下半身肥胖要怎麼瘦？

女性的腹部、臀部和大腿內外側的脂肪本來就較多，而且較難消除，若加上吃多動少又缺乏運動的生活型態，日子久了就會出現下半身肥胖的困擾，影響身型。多活動、不要一直坐著，足浴、抬腿、運動等，都是瘦下半身的不二法門。

台灣的女生有一個共同的通病，就是有「坐癖」，能坐著就不要站著，能躺著就不要坐著，因此放眼望去，一個個都像是標準的「西洋梨型」身材，下盤粗、屁股大，尤其是生過幾個小孩更是一去不復返。

女性因卵巢分泌荷爾蒙保護子宮，養育小孩的關係，腹部、臀部和大腿內外側的脂肪本來就較多，而且較難消除，若加上吃多動少又缺乏運動的生活型態，日子久了就會出現下半身肥胖的困擾，影響身型。

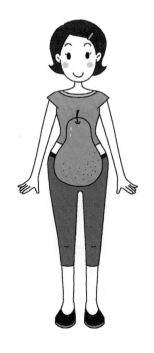

「久坐」是導致下半身肥胖的主因

在台灣，18歲以上女性的運動不足率高達75%，職業婦女最常以帶小孩「沒時間」、「太累」為由懶得動或不運動，職業婦女，也就是俗稱的OL，從上班開始就坐在電腦桌前，一天三餐照樣坐著吃，回到家繼續坐在沙發上看連續劇，幾乎可以說是除了睡覺外，大部份時間都坐著。久坐容易使血液循環減緩、氣血不暢、肌肉鬆弛、彈性降低，並出現下肢浮腫、倦怠乏力的情況，嚴重還會使肌肉僵硬，甚至感到疼痛麻木、引發肌肉萎縮。

此外，久坐也會傷胃，使胃腸蠕動減弱，日久就出現食欲不振、消化不良，以及腹脹等症狀，此外，長期躺姿或坐姿會導致脂肪細胞更加活躍。不僅是從西醫的角度，中醫的觀點也顯示長期久坐缺乏運動，將導致「氣滯」及「血瘀」，使人體某一臟器發生功能紊亂或功能障礙，以女性來說，最直接的影響即是會使原本可能微微陣痛的經痛，反而變得更劇烈。

如何擁有纖纖玉腿？

擁有像韓國明星少女時代一般的纖纖玉腿是每個女孩子的夢想，但是任何事情都不是一蹴可幾，需要付出一些心

力，持之以恆的做才是瘦腿之道。

① 久坐容易使下半身血液循環變差，往往會導致骨盆腔充血，導致經痛情形加重。所以坐在椅子上大約每30~40分鐘，最好就起身活動一下，避免慢性骨盆腔充血。建議女性民眾能走路就不要坐車，以爬樓梯代替搭電梯，利用零碎時間運動。

② 健康吃、快樂動、天天量體重，吃對食物也很重要，多攝取全穀和纖維類的食物，因為纖維是身體的清道夫，纖維量夠加上水份夠，身體久而久之就不易形成脂肪堆積。另外，甜食、飲料要忌口，非常容易在身體裡造成脂肪堆積。粉領族下午常常會集體訂飲料或是點心外送，號稱一些團購的全省各地美食，偶一為之即可，不要天天都來個貴婦下午茶喔。

③ 針對下半身堆滿脂肪的人，最好的運動建議採行燃燒熱量和脂肪效果較大的有氧運動，例如健走、慢跑、騎自行車、室內健身車等。利用這類運動先將體脂率降至女性25％、男性20％的理想範圍，再配合均衡飲食，就能有效改善下半身曲線。

④ 下半身水腫狀況的女性，通常腿部看起來浮腫，肥胖部位鬆垮、軟綿，這種狀況往往是因飲食重口味或長時間久坐、久站，新陳代謝異常造成體內累積過多水分，進而導

致水腫。平日飲食宜清淡，不要吃太鹹或太甜，而且應避免長時間久坐或久站，若無法避免則可穿上預防型的彈性襪，減少腿部靜脈所承受的壓力，促進血液回流的順暢。睡前可以用溫水足浴，加上抬腿10~15分鐘幫助腿部血液循環，預防水腫和靜脈曲張。

女生們看過來

酷夏來臨，短裙短褲紛紛出籠，正是女性展露纖長美腿的好時機，但對於下半身肥胖的女性而言，解放的快樂享受不到，還要為了遮掩肥肉忍受酷熱黏膩的感覺，夏季可真是肉肉女逼到走投無路的境界了。想在夏季一舉擺脫下半身肥胖，平時就應該要好好養成習慣，才能在夏季享受眾人的目光。

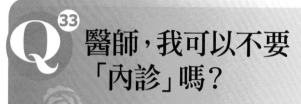

Q 33 醫師，我可以不要「內診」嗎？

與其一味的逃避導致耽誤病情，還不如用正面的態度去看待。醫師跟患者之間一定要保持互信的關係，內診前如果緊張或不知道該怎麼做，可以儘量先把疑惑直接問醫師和護士，醫師會把每個步驟解釋給妳聽。

最常在門診最常聽到小女生甚至大女生說的一句話就是：「醫師，我可以不要嗎？」其實，很多患者都希望醫師能隔空抓藥或從把脈就知道病況，只要我一提出內診的要求，頭就搖得跟波浪鼓一樣，只希望醫師趕快診斷出來，拿了藥就跑。

其實看婦產科和內診都沒有想像中那麼可怕，雖然大部分台灣的婦女，尤其是比較老的一代，視婦產科為畏途，與其一味的逃避導致耽誤病情，還不如用正面的態度去看待。

醫師和患者間要建立互信

大部分女孩不太喜歡跟媽媽一起去看婦產科，尤其是看媽媽常看的婦產科醫師，怕醫師會把狀況告訴家長。這時候

可以問問看女性同學朋友，或是上網找找資料，有沒有哪個醫生比較符合妳的需求，先做點功課才不會過度擔心。醫師跟病人之間一定要保持互信的關係，如果不想讓陪妳看診的人知道妳的狀況，不管是家人或是男友，醫師不會在未經同意的之下任意把妳的病況說出去的。

我能了解第一次內診一定非常緊張，要脫掉衣服很害羞，接觸冷冰冰的內診檯很害怕，有任何疑問的話，可以盡量問醫師和護士，醫師會把每個步驟解釋給妳聽。記得穿輕便一點的衣服，穿褲襪或是長褲會比較麻煩穿脫，不一定到婦產科都需要做內診，要視情況而定，大部分會要求把內褲拉到露出陰毛的地方，做腹部超音波檢查，塗上的膠會有點冰冰涼涼的，但不致於疼痛。醫師有可能會詢問月經週期的問題，最好平常有記錄月經日期的習慣，方便醫生判讀。

在兩次月經之間前往看診

選月經乾淨的時候，最好是兩次月經之間來看診，如果有懷孕的疑慮，務必要告訴妳的醫生。如果有需要做內診，在內診檯上盡量放輕鬆，大口呼氣可以幫助妳大腿的肌肉放鬆，越緊張反而越不方便醫生做診察，我可以體會可能會有點不舒服，但通常不會疼痛。

內診的過程會大致上先看一下會陰部的外觀是否有異常，醫生會視病人的狀況看是否能放的進去鴨嘴，鴨嘴是一個撐開陰道的工具，分為不同的size，觀察陰道裡面是否正常，尤其是子宮頸，也是很重要的。觀察完之後也會進行觸診，有明顯的子宮或是卵巢腫瘤，觸診是第一步可以偵查出來的方式。在按壓的過程中會有點不舒服，有時候內診病人的感覺也是診斷的工具。中間的過程有任何不能忍耐的地方，都可以跟醫生反應。內診台的末端是兩個踏板，專門放腳丫子的，腳踏穩自然大腿可以輕鬆的打開。

　　最後醫師做完所有的檢查之後，會請妳回到問診區，告訴妳剛剛有看到甚麼正常或是異常的發現，這時也是妳問問題的時間，可能開藥給妳，或需要追加別的檢查，如果需回診追蹤，醫師會幫妳約好下一次碰面的時間。我自己也有過幾次被內診的經驗，故意隱藏自己的身分，看看別的醫生都是怎麼做的，很幸運遇到的醫生都很溫柔又有耐心，也算是我自己要多學習的地方。希望各位姊妹們都有美好的「第一次」！

Q34 女生的私密處要怎樣保養？

健康的會陰部應該有細緻平滑的肌膚，一旦不小心受感染破壞了弱酸環境，會引起紅腫搔癢；生理期的衛生棉及護墊應2~3小時換一次，也不要穿太緊身的褲子或內褲，平常要適量使用清潔用品，或用專用清潔劑。

私密處就如同女人下半身的另一張臉，秋冬時乾燥的空氣易使肌膚變乾，也會使陰部肌膚變得敏感，若再加上經常熬夜、壓力大，更會減少免疫力，使壞菌有機會附著於陰道黏膜，造成陰部搔癢不適。

想改善尷尬的私處問題，要從飲食、清潔、衣著布料選擇及外擦保養品等層面下手，雖然我是婦產科醫師，但同樣也是女人，會面臨私密處感染的窘境，這篇我就提供一些自身的經驗以及建議。

女性到了育齡階段，陰道就會開始為生產做準備。女性陰道內含有乳酸菌，青春期後就會大量增多，分解陰道內的肝糖成乳酸，維持內部酸性的環境。此外，乳酸菌也能產生

與雙氧水成分相同的 H_2O_2 以及其他的抗菌物質，因此能夠殺死其他的細菌。正常的情況下成年女性的陰部為弱酸性，陰道內pH值約為3.8～4.5，延伸至外陰部則約為5左右。

小女孩的陰道因為出生時受母體荷爾蒙影響，也會充滿乳酸菌。6～8週後影響消失，乳酸菌也慢慢減少，陰道酸鹼值就會上升至6以上。更年期後的女性荷爾蒙分泌減少，也會出現同樣的情況。

健康的會陰部應該有細緻平滑的肌膚，一旦不小心受感染破壞了弱酸環境，會引起紅腫搔癢，若又用手抓，則易苔癬化而不平滑，影響美觀，因此保養應從預防感染、不致搔癢做起。

如何清潔、呵護私密處？

①使用棉質棉墊並且定時更換

平常除了經期前後，不需要天天使用護墊。衛生棉及護墊應2~3小時換一次，以免潮濕而滋生細菌。敏感肌宜選棉質表層，較柔軟可避免摩擦。

②生理期期間少穿緊身褲

生理期或是雨天，因為會陰部潮濕機率高，可多穿裙子通風，少穿牛仔等褲裝，以免因悶熱讓壞菌如黴菌等滋生。

③底褲要維持乾淨、乾燥

陰道應盡量保持乾爽，洗完澡之後要擦乾會吹乾再穿內褲，不要濕濕的就套上內褲。內褲一定要曬到全乾或是烘至全乾。

④泡湯時勿坐在池緣

泡湯時要注意是用屁股的肉來坐下，儘量不要直接用私密處跨坐，也不要坐在池緣，因為此處細菌較多。

⑤睡眠及飲水充足，減少壓力

睡眠不足或是過多的壓力都會影響身體的免疫力，所以平常就要保持睡眠充足，一天最好睡滿7小時，可以有適當的紓壓活動和運動，並且多喝水（每天至少2000c.c.）。

⑥適度使用清潔會陰部的產品

坊間流傳泡醋能維持弱酸性的說法，這樣做反倒容易刺激陰部並扼殺乳酸菌等益菌。其實平常用清水清洗會陰部即可，如果真的想用清潔劑，可以適度的使用專門的私密處清潔產品，呈弱酸性，比一般偏鹼性的沐浴乳更可避免感染。可天天用，用量約1元硬幣，加溫水稀釋並起泡再用，以免濃度高、易刺激。生理期或是性行為過後，陰道會呈現比較鹼性，可以用這類的產品保養。

⑦少穿丁字褲及不透氣內褲

內褲盡量選棉質且寬鬆的款式，避免穿丁字褲或較不透氣的尼龍或易摩擦的蕾絲等款式，以免摩擦紅腫。

⑧如廁習慣要由前往後擦

媽咪們從小就要教育小淑女們，上完廁所後由前往後擦拭，避免細菌從肛門帶到陰部。

⑨飲食多吃蔬果優酪乳

忌喝酒及忌吃辛辣、醃漬物與甜食，多吃新鮮蔬果及多吃富含活性乳酸菌之純優格，但要注意糖分控管。

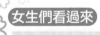
女生們看過來

陰道感染輕微者，可能造成惡臭搔癢或是分泌物異常，嚴重的話甚至會往上感染到整個骨盆腔導致不孕腹痛等等，如果發現異常，還是建議提早就醫，並且不要在就醫前擅自做陰道灌洗的動作，以免影響醫師的判斷。

Q³⁵ 乳暈可以用漂白霜來漂白嗎？

其實漂白霜的漂白效果是非常有限的，有些成分甚至添加了具有刺激性的酸鹼藥物，強力去角質下，反而產生接觸性皮膚炎或感染，之後形成疤痕，尤其是來路不明、標示不明或未經衛生署許可的乳暈美白霜，千萬不要使用。

網路或是坊間有一種傳言：「女生乳暈比較深的，就代表性經驗比較豐富」，並且廣為流傳，以至於我看過談話性節目上有女藝人宣稱為了保養乳暈的顏色，不准另一半在發生性行為時碰觸乳頭，還自鳴得意。

其實，乳暈是乳房組織的一部分，相對於胸部的皮膚原本就比較深，在現今審美觀對胸部的重視，乳暈的顏色和大小常常在兩性交往中，陷入一些荒謬的性迷思，並沒有相關的醫學研究可以顯示乳暈的顏色大小深淺和性行為有直接關係。

乳暈和私處的顏色和膚色有關

乳暈及私處的顏色，可以分為先天與後天的因素，先天的因素主要為基因遺傳和人種的膚色，非裔人種一定是最黑的，而白種人最白，黃種人介於中間。後天因素中較為常見的求診原因，常常是敏感性肌膚或異位性皮膚炎的患者，在乳頭及周遭的乳暈皮膚出現濕疹的皮膚發炎病灶後，留下發炎後的色素沉澱，或者是懷孕過程中所造成乳暈變大、變深，生產後無法回復為懷孕前的「小粉紅」。懷孕時乳暈變深變大是上天所安排的，因為新生兒的視力還呈現「弱視」，必須仰賴大而黑的乳暈輕易的找尋到母乳，這是每一位媽媽和寶寶最親密的連結，男士們應該給予尊重和讚美。

　　常罹患乳暈及私處濕疹的病人，容易對貼身衣物及胸貼的的材質、染劑過敏，產生接觸性皮膚炎，因此對於此類用品應小心選擇，而季節的變化時，此處肌膚因溫度溼度變化產生搔癢時，應儘速予以治療，避免搔抓，以免在「一癢一抓一癢一抓」的惡性循環下，留下黑色疤痕，造成咪咪黝黑喔。此處肌膚跟一般皮膚一樣的保養方式，不需特別或過度去角質，用磨砂膏用力搓揉，結果常適得其反。

　　很多漂白藥的分類廣告都標榜是可以淡化或漂紅乳暈的外用產品，是一般女性基於害羞最常見的自救方式，但其實所謂的漂白效果是非常有限的，有些成分甚至添加了具有刺激性的酸鹼藥物，強力去角質下，反而產生接觸性皮膚炎

或感染，之後形成疤痕，因此在使用前還是要審慎選擇。尤其是一些來路不明、標示不明或未經衛生署許可的乳暈美白霜，千萬不要使用。

雷射可用於治療乳暈過黑

運用紅色或粉紅色刺青的方式來掩蓋原本不喜歡的乳暈或私處顏色，也是女性常選擇的方式，類似方式也常用來紋唇線或替白皙無血色的嘴唇上色，以便以後不用常上口紅，但常常因顏色的不自然或不滿意而後悔，最後找醫生用雷射去除，但不是每種去斑雷射都可以達到滿意的效果，不僅難以去除，更容易有皮膚色素反黑的副作用。

回歸皮膚科治療學上，乳暈變黑可用現在流行的C6淨膚光雷射即可達到美白的效果，但顏色還是會隨著月經荷爾蒙的變化，還是會慢慢轉黑，所以要經常治療。至於外用擦劑，由於乳暈週邊的皮膚相當敏感，含酸的美白擦劑通常都會太刺激。如果患者可以接受的話，如三合一美白藥膏、杜鵑花酸、杏仁酸、左旋C等，都可使用。使用時間因人而異，哺乳中的婦女當然不適合使用。

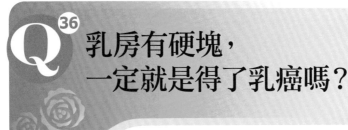

Q36 乳房有硬塊，一定就是得了乳癌嗎？

不一定。造成硬塊的原因非常多，就醫時，醫生會仔細的詢問生產史、哺乳史、家族病史、荷爾蒙使用史、手術史等，之後透過視診、觸診檢查，或是進一步的影像檢查，才可判斷，必要時也得做切片。

　　乳房是女生身上一個很特別的器官，也是吸引異性的性徵，這也就是為什麼隆乳手術和各式各樣魔術胸罩盛行的原因。乳房也可以當做下一代的食物來源，世界上還沒有任何奶粉廠商可以模擬做出跟母奶一模一樣的配方。健康的乳房是美麗性感母性的象徵，但乳房一但生病，尤其是得了癌症，瞬間就可能是奪人命的殺手。

　　乳房受女性荷爾蒙影響，所以月經來之前很多人會腫脹、疼痛等，隨著月經來之後會消失。當乳房出現異狀時，可以初步先自行記錄一下，這個現象是最近才有的？還是已經有一陣子了？會不會隨著月經結束就消失？乳頭有沒有出現異常的分泌物？乳房和乳暈上面的皮膚是否有脫皮、脫屑、紅腫搔癢？腋下有沒有淋巴結腫大等等。我們鼓勵平時

就應該要做乳房自我檢查，在月經結束後仔細的審視外觀並且觸摸，良好的親密關係也有助於早期發現異常，很多患者都是因為伴侶摸到不正常的硬塊而來就醫的，我遇到這樣的患者，都覺得好幸福，身體檢查也兼顧了情趣。

乳房有硬塊不一定就是癌症

而胸部有硬塊就是癌症嗎？不一定。造成硬塊的原因非常多，醫生會仔細的詢問生產史、哺乳史、家族病史、荷爾蒙使用史、手術史等，之後透過視診、觸診檢查雙側乳房腫塊的大小、數量、硬度、形狀、皮膚、分泌物、淋巴結等，或進一步決定是否該使用影像檢查。

以前常存在著一個謬誤，認為硬塊會痛的不是乳癌，不痛的才是乳癌，其實大約90%以上的乳癌初期的確不會痛，但還有10%是會痛的，不能因此輕忽就醫。

乳癌是一個和遺傳高度相關的癌症，媽媽或是姊妹曾經得過乳癌的話，你就是屬於乳癌的高危險群，最好成年滿18歲之後就養成每年檢查乳房的習慣。不同年紀檢查乳房的工具不同。

● 30歲之前
每1-2年到乳房外科接受理學檢查，必要時加上超音波。

● 30-45歲

　　每年做一次理學檢查，必要時加上超音波或是X光攝影。

● 45歲以上

　　開始是乳癌的高峰期，每年務必要接受檢查，並且一年做X光攝影，隔年做超音波互相交替提高診斷的準確度。國健局提供45~70歲婦女每兩年一次免費的乳房X光攝影，千萬不要錯失如此德政。

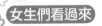
女生們看過來

　　摸到乳房硬塊時，一定要找乳房外科醫師做觸診，並且可能安排乳房影像檢查，包括超音波、X光攝影，甚至是核磁共振來幫助診斷。必要的時候可能要加做切片。

Q37 女生很容易「貧血」，該怎麼辦？

造成貧血的原因很多，常見的有缺鐵性、地中海型貧血及血液流失（如腸胃道出血、婦科疾病陰道出血、消化性潰瘍、大腸癌等），比較少見的有白血病、癌症、慢性疾病、溶血等。要就醫對症治療，而不是自己亂補充維它命喔。

　　台灣有句俗話說：「一白遮三醜」，亞洲女人一向嚮往白皙的皮膚，尤其是像紅樓夢裡面林黛玉足不出戶，蒼白病美人的模樣，更是被小說家描寫的維妙維肖。然而，白的健康固然好，如果是因為貧血造成的白，就值得我們仔細尋找原因，並且適度的治療或者是調養。

　　貧血是指血液中血紅素含量不足，每100毫升的血液中，男性的血紅素濃度應超過14gm/dl，女性應超過12gm/dl，如果低於此標準就是有貧血現象。根據不同的病因、貧血程度及其它身體狀況會有不同的症狀，輕微的貧血症狀不是很明顯，也許是眼睛的結膜白或是臉色比較蒼白，若出現頭昏眼花、疲倦頭痛、視力模糊、心悸、脈搏增快、呼吸困難等症狀，則應立即就醫。

腸胃道、婦科出血等是貧血主因

貧血的原因許多，比較常見的例如：血紅素的生成減少（缺鐵性、地中海型貧血）以及血液流失（如腸胃道出血、婦科疾病陰道出血、消化性潰瘍、大腸癌），比較少見的有白血病、癌症、慢性疾病、溶血等等。

一般正常人是不容易貧血的，因為只要正常均衡飲食，食物中的鐵質就足夠身體所使用，再加上體內不斷衰老的紅血球細胞釋放的鐵可以被身體再利用；只是現代人工作繁忙，或做父母的通常沒有多少時間準備健康天然飲食給自己及小朋友，再加上速食店、茶飲店、咖啡店林立，使小朋友飲食攝取不均、大人攝取太多抑制鐵質吸收的咖啡茶類、煙酒等，讓身體難以吸收應有的營養並破壞鐵質的吸收。再者，育齡年齡女性朋友每個月的月經都會產生些許的失血（正常經血量約每個月30~80c.c.），使得貧血的人口數也不在少數。

如果平常沒有好好照顧身體的話，懷孕期間，因血量增加，血紅素增加的量無法相對於血量增加，將產生生理性貧血；胎兒從母體中攝取鐵質，使得孕婦貧血的問題比想像中嚴重；如果貧血嚴重，會造成胎兒體重過輕或造成新生兒貧血；甚至使胎盤缺氧、壞死，導致胎兒在子宮內窒息、早

產、死胎。懷孕期間需要足夠的血色素、血量,以培養健康寶寶及生產時的失血,所以想要有健康的自己及寶寶,平時就得注意飲食以預防貧血。

預防貧血的營養原則

①從每日飲食中攝取

每天三餐補充含有鐵質的食物,如菠菜、豬肝、瘦肉、海藻、蛋黃、全穀類、堅果類、葡萄乾、紅棗、黑棗、全穀類、綠葉蔬菜、文蛤、蜆及魚乾等,只需要透過食物自然吸收,很輕易就能補足營養需求。

②補充礦物質及維生素

可以多吃一些堅果類的零食,如核桃、杏仁等。但須注意不要購買含鹽量過高及使用油品再加工的零食,以免增加身體負擔,最好選擇天然、無經過人工調味的產品,才能吃得安心又健康。

③注意鐵劑的補充

如果已經是貧血的體質,或曾經發生過貧血的狀況,建議可以直接詢問醫師,是否需要補充鐵劑改善?對於嚴重貧血的病人,光靠飲食其實是不夠的,應由醫師開立鐵劑補充較為理想。

④補充維他命C促進鐵質的吸收

補充維他命C，因為維生素C可使三價的鐵還原為二價的鐵，促進吸收率較高。此外，鐵在胃酸作用下會形成二價進入人體，若是胃酸分泌不足或因服用制酸劑減少胃酸作用，則會使鐵質吸收大受影響。

⑤避免禁忌的食物

有些刺激性的食物飲品，像是酒精、茶（單寧酸）、咖啡、人工甘味劑等，都不要吃。

婦產科最常見的就是一些婦科腫瘤，不管是良性（如：子宮肌瘤）惡性（如：子宮內膜癌）所造成的大量陰道出血而引發的貧血問題，如果初步已被診斷出貧血，切記要先找出原因，對症治療，必要的話需要手術治療，不可以一昧只是補充鐵，這樣只是治標不治本的方法喔。

Q38 女生比較容易泌尿道發炎嗎？

女性發生尿道炎的機率確實比男性高很多，因為女生的尿道離肛門較近，容易感染細菌，而且尿道較短，也比較常憋尿，這些都是容易發炎的原因，只有從生活上著手，多喝水、多注意清潔、常上廁所等，才能避免。

過年過節返鄉、出遊常會塞車，許多人曾有在車上憋尿經驗。女性在先天的構造上尿道長度只有約3~4公分的長度，相較於男性的16~22公分的長度來得短，再加上女性的尿道離肛門口只有短短3~4公分的距離，離陰道也只有1~2公分，由於肛門的細菌很多，因此女性發生尿道炎的機率確實比男性高很多。

男性尿急時找不到廁所，隨便站在路邊就可以解放，但女性上個廁所要顧及隱密性，需要寬衣解帶，怕褲管沾到、怕公廁太髒……，除非是真的快忍不住了，經常習慣憋尿，而且惡性循環就不敢喝水，有「人體下水道」之稱的膀胱和尿道沒有辦法獲得水分的沖刷洗清，就可能會引起感染了。

誰是泌尿道發炎的高風險群？

①經常憋尿少喝水的女生

不管是外出怕廁所髒，或是上班族壓力大，女生總是容易忘記多攝取水份。

②特別愛穿緊身褲丁字褲的女生

緊身褲易悶熱潮溼增加感染機率，丁字褲容易摩擦把肛門的細菌帶到陰道或是尿道。

③過於頻繁的性行為的女生

俗稱「蜜月膀胱炎」，濃情蜜意下，密集行房疏忽了衛生，常發生在度蜜月的新人。

④懷孕或是抵抗力差的人

懷孕的婦女或是有一些免疫力不好的人，身體容易被細菌入侵。

如何防範泌尿道發炎？

泌尿道發炎雖然不是什麼急重症，但一犯起來真的令人坐立難安，有一些簡單的方法隨時注意，就可以防範於未然。

① 如果已經預期有長途旅程，外出前2小時喝1~2大杯的水，

Part ❸ 其它困擾妳的那些事

待解完尿後再出門，旅程中則可少量飲水緩解口渴，等到了目的地之後再攝取足夠水分。像是春節出遊容易塞車，行前規劃了解途中有那些地方可以如廁，以免憋尿。

② 每日飲水量1500~2000c.c.，每天正常排尿約5~8次，有尿意感就應該適時排解，勿長時間憋尿。

③ 性行為前把洗澡當成情趣，雙方一起去洗個鴛鴦浴，注意衛生清潔。此外，女生先補充水份約300c.c.，幫助事後排尿，避免泌尿道感染。

④ 除了含蔓越莓的營養品外，喝蔓越莓汁或吃蔓越莓乾，都有相當的作用。蔓越莓含有濃縮型單寧酸，具有特殊的抗氧化作用，可保護黏膜產生不讓細菌黏附的作用，因此可預防大腸桿菌引起尿道炎，而近年更進一步的研究則發現，蔓越莓可提高黏膜的免疫作用，預防病菌入侵。

⑤ 不論是大小便，都由前方往後擦，勿來回擦拭。沖洗式的馬桶都有設計女性專用的，由前往後沖洗。

⑥ 避免穿緊身褲、褲襪等，保持會陰部的通風乾燥。

更年期一定要吃藥或是荷爾蒙嗎？

更年期的婦女75%以上都會有熱潮紅或是盜汗的症狀，也常因感覺燥熱，間接影響到睡眠與情緒，出現不易入眠、睡眠品質差，或焦慮、緊張不安、神經質、易怒等症狀。臨床治療上，目前還是以荷爾蒙療法最有效。

　　家裡如果有正值青春期的孩子，常會叛逆地對爸媽說：「你們都不懂我，我在青春期耶。」沒想到媽媽脾氣更大：「你在青春期，我在更年期。」不可諱言，看了不少被更年期症狀所苦的婆婆媽媽們，不得不承認，更年期所帶來的困擾，可不比青春期少年的維特的煩惱更少。所以不只是關注家裡青春期的孩子，我們也必須對更年期的婦女多投注以關心。

認識更年期，接受更年期

　　身體上的種種器官都有各自的任務，更年期的來臨，其實是卵巢完成階段性的任務，讓女人不必再負擔生兒育女的辛苦工作，讓身體輕鬆一點。在醫學上更年期的定義則是，

當女人月經一年沒有來，就是正式進入更年期。女人的更年期平均是51歲來臨，但實際上從43～57歲都有可能發生。

更年期的前期從5~10年不等，來臨的前期就會有陸陸續續的有亂經發生，以及熱潮紅等症狀。更年期的前期雖然還沒完全停經，但是從抽血檢查就可以發現，卵巢功能已經開始衰退，因此這個時期也是多數女性為了月經出血混亂求診的階段。如果此時出血太頻繁或太大量，超音波評估內膜是必須做的檢查，以排除其他疾病的可能。對於婦產科醫師來說，月經對女人的健康是面最好的鏡子，絕對不可以忽視任何異常狀態，才可以提早發現問題。

面對更年期的各種症狀

一般來說，75%的更年期婦女，都會有熱潮紅或是盜汗的症狀，而且80%以上的更年期婦女，此類症狀的發生會超過1年，50%以上則會持續5年以上。人體調節溫度的地方在腦的下視丘，而更年期婦女荷爾蒙的改變，使得下視丘調節溫度的機制紊亂，因此發生熱潮紅或是盜汗的症狀。我在門診時常見到，患者一進來沒幾分鐘就汗流浹背，像是剛跑完3000公尺一樣。那樣子的熱是從胸口往上竄到脖子跟臉，從幾小時發作一次，到幾天發作一次都有。患者也常因感覺

燥熱,間接影響到睡眠與情緒,常出現不易入眠、睡眠品質差,或焦慮、緊張不安、神經質、易怒等症狀,對於熱潮紅的臨床治療,目前還是以荷爾蒙療法最有效。

其次,對女生的皮膚,陰道與尿道而言,在缺乏雌激素的狀況下,尿道組織可能萎縮,造成漏尿、感染、頻尿與排尿疼痛等症狀。而陰道乾燥則容易使性交疼痛,間接造成性行為的障礙。這些症狀,臨床上可以經由局部的乳膏或藥膏治療即可。此外,骨盆腔的凱格爾運動,也就是提肛的動作,也是女性應該時常練習的簡易運動,不但坐著站著都可以做,對上述泌尿道以及陰道的症狀都有改善的效果。

此外,女性更年期還可能引起心血管,神經以及認知的功能改變,比如心悸、暈眩、記憶變差等,因此,這個時期的婦女要多注意骨質疏鬆的情況,及一些心血管疾病的風險。我總是會不厭其煩的提醒患者,除了1年1次的子宮頸抹片檢查,2年1次的乳房攝影以外,每個禮拜建議至少規律運動3次(每次30分鐘以上),並且做定期的健康檢查,以及控制體重。更年期的婦女,往往同時經歷家庭的空巢期,小孩因為求學與工作離開身邊,身體與心靈都更需要全家人共同關心。

更年期症狀的藥物治療與身體的保養

　　提到更年期的荷爾蒙療法，恐怕大家都聞癌色變，因為報告指出，5年以上的荷爾蒙療法，可能會提高乳癌風險。其實，我們現在所採用荷爾蒙療法的藥物使用準則，是施予最短時間、最低劑量的藥物。此外，在停經早期便使用藥物，並儘量局部使用藥物，以減少風險。對於一些不適合使用荷爾蒙療法的族群，比如乳癌及血栓中風高風險族群，則嘗試用其他的取代療法。更年期的用藥治療是一種藝術。

　　女人的生活品質相當重要，因此對停經後婦女而言，我建議在生活習慣上也要有所調整。在飲食上，採用高纖、低脂、高鈣的飲食，每日1200~1500毫克的鈣質補充加上綜合維他命，以保持正常的血脂跟血壓，並預防骨質疏鬆。此外，固定的運動、每日1200c.c.的喝水量、忌菸、忌酒，還有保持愉快的心情，便是防癌與保持健康的不二法門。

　　坊間有許多保健食品，有些價格都相當昂貴，而且目前沒有真正可以取代荷爾蒙療法的保健品，例如市售的大豆異黃酮產品，其實是從植物中提煉出來的類女性荷爾蒙的產品。但是不適合荷爾蒙療法的族群，其實也不適合植物性的荷爾蒙產品。此外，市售的保健產品，還有北美升麻、人蔘、當歸、月見草油等等，但是這些產品的效果都還未被明

確認定，或是效果有限，各種說法莫衷一是。因此，我要在這邊要特別提醒大家，不管是補品或是保健品，都不可過量，適度的補充加上健康均衡的飲食及運動，才是常保健康的有效方法。

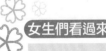
女生們看過來

很多人選擇不用荷爾蒙療法，默默忍受更年期的不適，但是我建議還是適度的看醫師和治療，以免症狀過於明顯和不舒服，影響良好的生活品質。

Q40 更年期可以有性生活嗎？

更年期的卵巢萎縮及荷爾蒙降低的確會減低女性的性慾，也會有陰道壁變薄、陰道彈性降低、陰道變短、大小陰唇萎縮、陰蒂敏感度降低、乳房萎縮等症狀，需要更多時間才能達到性興奮，但只要適當的輔助，當然還是可以保有良好性生活。

從古希臘的文史記載就有提到更年期的現象，描述女人在45~47歲之間身體的種種變化，跟現在平均的歲數差不了多少。更年期不單指從有生育能力過渡到沒有生育能力的過程，也包括沒有月經1年之後的停經期，現在人因為醫療的進步越來越長壽，台灣婦女平均壽命79歲，所以女人一生中有三分之一的時間都與更年期交手，更應該要學著跟自己的好好的相處，與更年期當朋友而不是敵人。

因為卵巢的荷爾蒙減少而引發身體上許多變化，像是前面提到的熱潮紅、燥熱、心悸、情緒不穩等，而陰道也會開始萎縮、乾燥、搔癢、灼熱，和伴侶進行親密行為時，會開始出現不適，甚至對性生活感到不安、害怕。

的確，專門探討卵巢萎縮及荷爾蒙降低對女性性生活影響的話，包括陰道壁變薄、陰道彈性降低、陰道變短、大小陰唇萎縮、陰蒂敏感度降低、乳房萎縮等等，此外，性慾也會降低，需要更多時間才能達到性興奮，因陰道潤滑困難，需要更多刺激才能達到高潮，而且高潮強度減弱，所以這時期，不應該期待像年輕時激烈的性愛，而該調整更多合乎身體狀況的性生活，更年期婦女還是可以達到高潮，只是需要加長前戲時間，動作溫柔緩和，多一點互動，慢工出細活罷了。

　　更年期婦女面對性生活，常見的困擾有三：(1) **性交疼痛**，(2) **性慾低落**，(3) **雙方性需求不協調**。很多夫妻誤以為「陰道性交」是唯一的性交方式，沒有互相體諒對方的生理構造心理狀態轉變，而造成衝突誤會，嚴重時甚至導致離婚。性當然不是婚姻的全部，但卻是婚姻中親密的催化劑，廣義的性行為還包括口交，互相手交（*也就是互相協助自慰*）、愛撫、接吻。以上方式排列組合之下，也同樣可以達到高潮，甚至在經由教導雙方下，愛上這些方法更勝於喜歡陰道性交的，也大有人在。

　　雙方一同正視問題，使用情趣用品或高品質的A片作為輔助，或者營造氣氛，改善行房的環境，出國度假或是汽車旅館過夜之外，還有一些方法可以輔助：

① 在性交時使用潤滑劑，可塗在陰道口或男方龜頭上，較容易插入，而減輕或去除痛感。

② 使用女性荷爾蒙陰道凝膠，塗抹在尿道口、陰道口及陰道壁，可以使陰道壁變厚有彈性，改善萎縮乾燥的狀態，不再有性交疼痛，同時也可改善老年婦女頻尿困擾。陰道用的荷爾蒙並沒有全身性的作用和副作用，害怕荷爾蒙副作用的婦女可以安心使用。

③ 雙方達到充分溝通，房事不一定要在床上，也不一定要在睡前，更不一定非要陰道性交不可。如果女方的需求比較高，男方可以使用按摩棒或是手指幫忙滿足伴侶。如果男方的需求比較高，女方也可以手口並用，雙管齊下。總而言之，親密關係如果能互相「發現、發明、創新」彼此，說不定能發現更多的樂趣呢。

為什麼會漏尿？
該怎麼治療呢？

輕微尿失禁的婦女如果不願開刀，可先採用保守療法，即服用藥物或做骨盆腔肌肉訓練來改善，估計約有6、7成患者可獲改善。不過要徹底治療尿失禁，手術是比較積極的方法，開刀之前，必須利用尿動力檢查鑑別，診斷出病因。

　　婦女尿失禁的定義是：無法用意識來控制的漏尿情形，而且造成患者的困擾。世界各地約有三分之一的女性有尿失禁，但大部分婦女，尤其是亞洲人常羞於啟齒，不會主動尋求治療，真正會因此就醫者小於10%，且年紀愈大發生率愈高。

　　尿失禁一般由於多產（生3胎以上）或胎兒體重較大所導致；另外，慢性長期腹壓的增加，如長期便祕、慢性咳嗽、或長期從事勞動提重物；停經後不使用荷爾蒙補充尿道及陰道組織因此萎縮；先天遺傳肌肉力量較弱者；解尿習慣不良，如用力解尿或長期憋尿者；或長期服用其他藥物，如抗高血壓藥物或利尿劑等，皆是引起尿失禁的原因。

「漏尿」初期就應就醫，不可掉以輕心

不少尿失禁患者，初期會掉以輕心，以為只是小問題而不積極就醫，加上不像心血管疾病會危及性命，往往延宕到日常生活大受影響，甚至因此備受限制時才想要解決，但事實上這是對尿失禁不了解所造成的輕忽。有此症狀的病人，在生理方面可能會引起濕疹、褥瘡、皮膚及尿路方面感染，而同時它對人的生活品質、工作心情的影響都是很大的，有人是提重物、打噴嚏就會漏尿，也有人只要走路就會漏尿，揮之不去的尿騷味影響了自信與社交生活。

我們在臨床上常見到老年人尿失禁嚴重到不太敢出門，出門怕找不到廁所；甚至於平時外出散步不能超過半小時；不上廁所就會有漏尿等諸多不便。很多人得經常帶著衛生棉或護墊，因此不安焦慮、甚至喪失自信心，與朋友和家屬的社交及性生活也可能受到限制及終止。

尿失禁主要可分成應力性尿失禁、急迫性尿失禁、混合性尿失禁及滿溢性尿失禁等四類，醫師會依病患的嚴重程度、尿失禁的類型來選擇適合病患的治療方式。一開始就是以病人為優先考量，評估病人的年齡、日常生活、工作性質，再加上臨床客觀的檢查以及病患本身就醫的意願及配合度，再做最後的治療建議。在治療上主要分為非手術治療及

手術治療兩大類，但只有應力性尿失禁可以採用手術治療，其餘則需靠復健或藥物治療。

　　輕微尿失禁的婦女如果不願開刀，可先用保守療法，即服用藥物或做骨盆腔肌肉訓練，來改善尿失禁的情況，估計約有6、7成患者可獲改善。不過要徹底治療尿失禁，手術是比較積極的方法，開刀之前，必須利用尿動力檢查鑑別，診斷出病因。

凱格爾運動可治療尿失禁

　　凱格爾運動是治療婦女尿失禁最經濟實惠的方法，多多練習絕對是有益無害的，我們鼓勵自然產的婦女在會陰傷口不痛的時候就可以開始進行。首先，妳可以在小便時突然「煞車」停住尿流，不是叫妳真的憋尿，而是「假裝憋尿」就可以，此時妳會感覺到會陰處有一群肌肉和肛門口的收縮，當妳可以清楚地感受到這些肌肉群的收縮後，接下來就是有效率的每日自我訓練，每日運動至少3回合、每回合做20次以上、每次收縮5秒鐘然後慢慢的放鬆，等5秒鐘之後再重覆收縮。凱格爾運動的全程應照常呼吸，保持身體其他部位的放鬆，臀部的肌肉夾緊。熟悉要領之後，便可隨時隨地的進行，如：走路、乘車、辦公、看報、看電視時均可進行，並逐漸增加運動次數。

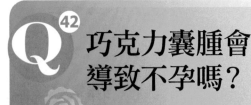

Q⁴² 巧克力囊腫會導致不孕嗎？

巧克力囊腫除了好發在育齡年齡的婦女身上，也和不孕症有很大的關係，在不孕的病人當中，有高達20~50%的比例會發現此症；早期發現早期治療，就可以阻止它的擴散，減少將來不孕和疼痛的困擾。

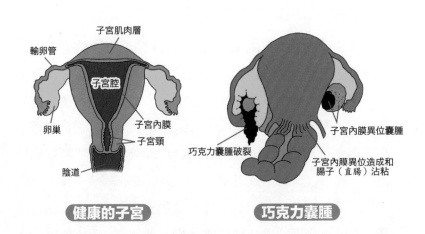

輸卵管
子宮肌肉層
子宮腔
子宮內膜
卵巢
子宮頸
陰道

健康的子宮

巧克力囊腫破裂
子宮內膜異位囊腫
子宮內膜異位造成和腸子（直腸）沾粘

巧克力囊腫

有些患者第一次被診斷出「巧克力囊腫」的時候，總是充滿疑惑，巧克力？不明白為什麼叫做巧克力？難道肚子裡面有巧克力嗎？，有些患者更是搞混，還把名詞搞混，以為是「咖啡囊腫？」其實，巧克力囊腫的正式名稱是：**子宮內**

膜異位瘤，也就是原本生長在子宮內的子宮內膜細胞跑到卵巢的部位生長，讓每個月的經血堆積在卵巢內，形成卵巢囊腫，因經血放久了之後變性呈現暗褐色的黏稠液，開刀時一切開囊腫狀似巧克力爆漿，所以取了個美味的名字，叫做：巧克力囊腫。（如上圖）

巧克力囊腫和不孕症息息相關

為什麼子宮內膜細胞無緣無故不好好待在子宮內，而跑到別的地方去而形成「異位」呢？它的成因尚未完全確認，但一般認為和子宮經血經過輸卵管逆流到腹腔有關，另外初經早、停經晚，晚婚超過35歲沒生小孩或不生者，遺傳（媽媽有或是姊妹有）也是好發因子。典型的現代女性不但晚婚，壓力大、重事業，不生或是晚生，加重了子宮內膜異位的發生機會。除了好發在育齡年齡的婦女，巧克力囊腫也和不孕症有很大的關係，在不孕的病人當中，有高達20~50%的比例會發現子宮內膜異位症。

子宮內膜異位有可能在腹腔的任何地方都會發生，它會像異形一樣到處侵犯，而且反覆的復發，很難根治。除了好發在卵巢，整個骨盆腔、子宮薦韌帶、膀胱直腸附近，都可能被侵犯，嚴重甚至到處沾粘，婦產科醫師看到遍佈巧克力，其實一點也不覺得浪漫，反而是頭痛，因為清除病灶的

Part **3** 其它困擾妳的那些事

同時，要考慮到未來的生育，也要衡量不希望在短期之內又再度復發，真是兩難。

突然「經痛」就要特別注意

巧克力囊腫最常見的症狀是「經痛」，隨著時間演進，囊腫越變越大，甚至從單邊的巧克力囊腫進展到雙側，症狀也會越來越厲害，比如異常出血、性交疼痛、慢性骨盆腔疼痛等等，每次一到月經就彎著腰進急診室要求打止痛針的患者大有人在。

最嚴重的子宮內膜異位，不但會造成很深層的痛，我們臨床上曾見到一直深入到直腸膀胱內，而不得不切除某段腸子或是部分膀胱輸尿管的案例。此外，它也是不孕症患者的惡夢，它佔據了正常卵巢的結構，影響卵巢的運作，排卵障礙，降低卵泡的品質，再加上常常伴隨著輸卵管附近組織發炎沾粘，影響受孕和著床。

目前，我們面對子宮內膜異位症，並沒有有效的預防方法，只能早期發現早期治療，及早介入可以阻止它的擴散，減少將來不孕和疼痛的困擾。此外，我也老生常談了，再再跟病人強調「生育要趁早」，什麼都可以等，只有生育不能等囉！

Q⁴³ 巧克力囊腫會 一直復發嗎？

巧克力囊腫復發機率高達30~40%，術後還要配合藥物（性腺荷爾蒙刺激素類似劑，會造成停經，短暫的更年期）治療3~6個月，才能讓復發率降低；所以如果已接近停經，也不想生育的婦女，可以考慮切除已被侵犯的子宮和卵巢，達到一勞永逸的目的。

　　巧克力囊腫所造成的症狀嚴重程度，和巧克力囊腫的大小不一定成正比。很小的巧克力囊腫如果已經破裂過或是引發骨盆腔器官的沾粘，也是讓人痛不欲生。基本上初步用大小來評估是否需要手術，但實際上還是以病人狀況和症狀為考量。

① 囊腫＜3公分

　　採用保守治療，三個月追蹤；服用口服避孕藥可以減少經血、減緩經痛，是性活躍女性又有避孕需求的首選。另外，還有降低雌激素的口服藥，但會造成病人些微的男性化。最好的治療是「懷孕」，鼓勵生育，懷孕期間能讓巧克力囊腫不再作怪。

Part 3 其它困擾妳的那些事

167

②囊腫＞3～5公分

持續變大的可能性增高，但也要參考臨床症狀表現來決定是否開刀。開刀的條件是：腫瘤已造成臨床症狀，像是異常出血、經血量多、嚴重經痛、骨盆腔沾粘慢性腹痛、性交疼痛、不孕等，都會建議開刀。

不孕症的病人在手術當中除了清除子宮內膜異位之外，也可以順便檢查輸卵管是否通暢沾粘，如果輸卵管已嚴重阻塞，術後需改用試管嬰兒幫助懷孕，這是最直接的方法。年紀大（40歲以上），已生育過，之後也沒有懷孕計畫者，有5%巧克力囊腫會轉變為卵巢癌病變，屬於高危險群，也會建議手術處理。

手術中醫生會盡量保留健康的卵巢，尤其是針對不孕症的病人，一定要盡可能減少卵巢功能受損程度，但是巧克力囊腫復發機率高達30~40%，術後還要配合藥物（*性腺荷爾蒙刺激素類似劑，會造成停經，短暫的更年期*）治療3~6個月，才能讓復發率降低。如果已經接近停經，也不想生育的婦女，則可以考慮切除已被侵犯的子宮和卵巢，達到一勞永逸的目的。

現行的手術當然還是以微創傷口（*比如腹腔鏡手術，達文西手術*）為病人選擇的主流，但是遇到重度子宮內膜異

位，有時沾粘太過嚴重，影響到泌尿道、腸胃道，偶爾還是必須轉為傳統的開腹手術來清除乾淨。

女生們看過來

患者的日常生活該注意什麼？

(1) 多運動、作息正常。

(2) 減少煙酒、咖啡及太過刺激的飲食。

(3) 少攝取動物性油脂高，膽固醇高的食物。

(4) 有植物性荷爾蒙的食物不要吃，如大豆異黃酮、山藥、當歸等。

Q44 子宮內膜癌和子宮頸癌
不一樣嗎？

子宮頸癌和子宮內膜癌不同；因子宮腔內覆蓋著一層
上皮稱為子宮內膜，如果子宮內膜上的細胞變化長出
癌細胞，那麼我們就稱它叫做子宮內膜癌，不在子宮
頸的位置；子宮內膜癌是歐美常見的婦癌，在亞洲較
不普遍。

相信大家比較熟悉的婦科癌症就是子宮頸癌，這都是因
為政府力推六分鐘護一生的抹片活動，使的大家對子宮頸癌
耳熟能詳。但近年來有另外一種婦科癌症慢慢的冒出來，侵
襲婦女健康，有些婦女很納悶：為什麼新聞會報導一些案例
每年做抹片還會得子宮內膜癌呢？

不了解的人以為是聳動的醫療糾紛，其實子宮分成好幾
個部分，子宮的出口稱為子宮頸口，子宮腔內覆蓋著一層上
皮稱為子宮內膜，如果子宮內膜上的細胞變化長出癌細胞，
那麼我們就稱它叫做子宮內膜癌。

子宮內膜癌是歐美常見的婦癌，在亞洲較不普遍，但近
年來在台灣有逐漸增加的趨勢，可能與飲食逐漸西化有關，

其他從流行病學的研究發現，其他危險因子還包括：

① 糖尿病患者
② 高血壓
③ 肥胖
④ 未曾生育或是不孕的婦女
⑤ 長期處於高雌激素刺激的狀態，比如初經早、停經晚。有多囊性卵巢症候群者。
⑥ 日常飲食含高熱量，高比例動物性脂肪。
⑦ 更年期後的婦女補充荷爾蒙治療
⑧ 家族遺傳傾向（其他還有乳癌、大腸癌、卵巢癌等）
⑨ 乳癌患者術後使用Tamoxifen口服藥者

子宮內膜癌的症狀

多數子宮內膜癌的症狀，就是異常的陰道出血，尤其是更年期之後才發生的陰道出血，其他比較少見的症狀還包括異常陰道分泌物、下腹疼痛，癌細胞如果阻塞住子宮頸口，形成子宮腔積血蓄膿，不一定會出血，而會有脹痛壓迫感。

有這些症狀者，建議盡快就醫。醫師會初步用超音波測量子宮內膜的厚度，有必要的話，需要進一步做切片檢查確定診斷，此外，加排一個核磁共振檢查，可以精準的評估子

宮內膜癌對子宮壁的侵襲深度。

目前子宮內膜癌的治療是以手術為主，並且在手術後提供癌症的分期，用於後續治療計畫的擬定與預後評估，也許再加上化學治療或是放射線治療。子宮內膜癌的復發率在病後兩年內最常見，所以經過治療的前兩年，必須三個月就回診治療一次，以確保安全。

子宮內膜癌雖然不像子宮頸癌，可以靠子宮頸抹片做有效篩檢，還是有許多婦女存在著錯誤的迷思，誤以為只要子宮頸抹片篩檢沒問題，就不用做其他檢查。

但幸運的是，子宮內膜癌會有不正常出血的症狀，比起卵巢癌會容易早期就醫早期發現。其實婦科其他相關癌症還有子宮本體以及卵巢等，記得每年除了子宮頸抹片之外，還要加做婦科超音波的檢查，以免延誤病情。

Q⁴⁵ 子宮頸抹片檢查應該從幾歲開始做？

子宮頸癌和性行為有密不可分的關係，所以21歲以上，及有過性行為，就要開始做子宮頸抹片檢查，至少每3年做1次。國健局目前提供30歲以上婦女每年一次免費子宮頸抹片檢查，是便宜、簡便又有效的方法。

國健局提供30歲以後免費子宮頸抹片檢查

　　子宮頸癌高居婦女癌症發生率第五名，但是也因為它的病程相當緩慢，只要定期做子宮頸抹片檢查，就很容易被篩檢出來，並且可早期發現早期治療。子宮頸抹片檢查被公認是個便宜簡便又有效的方法，整個過程不超過幾分鐘，也沒有明顯的疼痛，醫護人員會協助你脫掉內褲坐上內診台，用俗稱「鴨嘴」的陰道撐開器稍微撐開陰道，看到子宮頸之後，用小刷子或是木刮棒取下子宮頸上面的細胞，塗抹在玻片上送檢查，之後約過兩週後通知報告，做完之後可能有輕微出血，一、兩天就會消失。國健局目前提供30歲以上婦女每年一次免費子宮頸抹片檢查，但其實子宮頸癌和性行為有密不可分的關係，只要有過性行為且超過21歲，建議就開始

做子宮頸抹片檢查。

做子宮頸抹片檢查前有什麼需要注意？

避免在經期時做檢查，檢查前兩天內避免有性行為及使用陰道塞劑、潤滑劑、做陰道灌洗，以免隱藏了異常細胞。

哪些人需要做子宮頸抹片檢查？

理論上有過性行為，就要開始做子宮頸抹片檢查，至少每3年做1次。但現在初次性行為的年齡層逐漸下降，而21歲之前發生子宮頸癌的機率非常低，所以如果21歲就開始性行為，都一律21歲以上再開始做檢查。

什麼時候可以停止做子宮頸抹片檢查？

65歲以上，如果以往的抹片檢查都沒有子宮頸細胞異常的病史，且連續3次的抹片報告正常的話，就可以不需要再做抹片了。

切除子宮的女性還是需要做子宮頸抹片檢查嗎？

如果是因為子宮頸癌症前期，原位癌，甚至癌症而切除子宮的話，殘餘的陰道末端還是需要定期做抹片檢查。如果是因為良性腫瘤（比如子宮肌瘤）而切除子宮，則不需要定期做抹片檢查。

什麼是薄層抹片檢查？

什麼檢查都不是完美的，如果想提高診斷正確率，也可以自費做「薄層抹片檢查」。它是傳統子宮頸抹片檢查的改良，較為準確，傳統子宮頸抹片容易受黏液血液或是人工塗抹不夠均勻等干擾。薄層抹片檢查採樣子宮頸的上皮細胞後不直接塗抹於玻片上，而是先放入保存液中，再送到檢驗室以自動化儀器處理，將所有取樣的細胞離心，並除去黏液和血液的干擾。

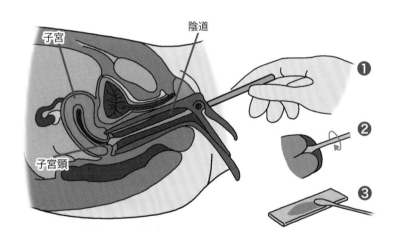

子宮頸抹片檢查圖解

「子宮頸抹片檢查異常」，就是得了癌症？

發炎不代表「癌症」，也不是「癌前病變」。發炎只是代表細胞處於受傷狀態，有比較多的白血球，或是停經後荷爾蒙變化使細胞萎縮，或曾接受過放射線治療，於是長得跟正常細胞不一樣。

在醫院做完子宮頸抹片後約兩個星期會收到檢驗報告，現在很多診所也會使用簡訊或者是email通知，隔年要再抹片的時候也會貼心提醒。收到報告可能有四種結果：正常、發炎（有異狀，但非癌症病變）、發現病變（有異狀，須立即返院診治），或是檢體不良難以判讀，需要重新做一次抹片。

發炎不等於就是癌症

發炎的報告經常引起女性同胞驚慌失措，但其實發炎不代表「癌症」，也不是「癌前病變」。發炎只是代表細胞處於受傷狀態，有比較多的白血球，或是停經後荷爾蒙變化使細胞萎縮，或曾接受過放射線治療，於是長得跟正常細胞不

一樣。這個時候，女性可以選擇自費加做一個人類乳突病毒（HPV，也就是造成子宮頸癌的病毒）篩檢，並且找婦產科醫師內診檢視發炎的原因，並且持續規律做抹片檢查即可。

發現病變的報告分成非常多種，常見的是癌前期病變，意思是細胞分化不良。發現病變並不是壞事，從癌前病變演變到癌症至少是2~3年以上的時間，只要透過陰道鏡切片早期發現，都可以經由簡單的治療，而有很好的預後。

醫師會根據不同的抹片報告，建議不同的處置，在美國建議常規人類乳突病毒篩檢，但台灣需要自費。必要時還必須進行「陰道鏡切片」，這是一個門診的小手術，不需麻醉，做完也可以馬上回家，醫生會在陰道鏡下觀察子宮頸的形態，並且選擇最可以的病灶做小切片送化驗。

最常見的報告比如CIN1（輕度細胞分化不良）屬於比較良性，大部分都會恢復正常，只要抹片追蹤即可，除非持續異常，則會用雷射、冷凍，或是電燒治療。假使是中度或是重度細胞分化不良（CIN2 CIN3），會進一步安排子宮頸圓錐狀大切片，一方面是治療也是診斷。

總而言之，當妳接到抹片報告異常時，應儘速返回醫院接受進一步的檢查，在變成癌症之前早期診斷早期治療，都能夠安心，有幾乎百分之百的治癒率。

「妳」也有這些疑惑嗎？

● 抹片異常者，是否應該多找幾家醫院再多做幾次確認？

有些人懷疑抹片報告的公允性，或是診所做完發現異常又跑到大醫院重做抹片，這些都是不必要的，因為抹片報告都是統一送到合格的病理機構判讀，原本有異常細胞的，重做並不一定抹得到，再者，就算重做一次是正常，也不能就此放心。因此，還是要正向面對，好好找醫師診療為上策。

● 萬一懷孕時才發現抹片有異常怎麼辦？

台灣人大多數還未建立「孕前檢查」的概念，但我們鼓勵準備懷孕前有一些檢查必須做，子宮頸抹片就是其中一項。萬一在懷孕之後才意外發現有子宮頸異常，將是婦產科醫師非常棘手的問題，我們會根據報告異常的程度，決定必須在懷孕期間做切片，或是產後再追蹤。

● 持續抹片確認是癌前病變的話，一定要切掉子宮嗎？

比較嚴重的細胞分化不良（CIN2 CIN3），可以藉由子宮頸錐狀切片（大切片）切除，但有時邊緣會有殘餘細胞，假使再繼續做大切片可能傷害到附近的膀胱或是直腸，而且病人已經沒有生育考量，會建議把子宮切除。另外，比較少見的零期腺癌，病灶大部分在靠近子宮頸內頸口，錐狀切除難切乾淨，已完成生育任務的話，也會建議切除子宮。

Q47 幾歲可以打 子宮頸癌疫苗？

國內目前遵循美國臨床試驗的受試者統計，施打年齡暫定在9~26歲女性，在半年內總共需施打3針。在尚未有性行為之前，就可考慮施打疫苗，未來才能抵禦高危險群人類乳突病毒。假使已發生過性行為也沒有關係，先做子宮頸抹片，報告為正常的話，也可以施打。

　　人類乳突病毒感染，是造成子宮頸癌最主要的原因，這是目前普遍的共識。少有癌症的形成和病毒如此相關，人類乳突病毒與子宮頸癌、會陰癌、肛門癌都已證實有強烈相關性。因此，預防子宮頸癌的發生，避免乳突病毒的感染也成了最重要有效的方法，這也是子宮頸癌疫苗會引起關注，甚至得到2009年諾貝爾獎的原因。

　　人類乳突病毒有幾百多種型別，其中分為高危險群（致癌型）和低危險群（非致癌型），值得注意的致癌型包括16，18，31，33，35，45，52，58型，16及18型引起的子宮頸癌，佔了全部子宮頸癌的70%，而非致癌型則是造成生殖器菜花感染的第6和第11型。性行為活躍的15～35歲族

Part 3 其它困擾妳的那些事

群人類乳突病毒感染率最高，隨著年齡增加，身體免疫力下降，越不容易自我清除病毒。

子宮頸癌是一個局部性，且緩慢進展的疾病。發生原因是子宮頸因性行為感染致癌型人類乳突病毒，因為身體的免疫能力不足以清除病毒，或是反覆的感染病毒，或同時感染不同型的病毒，久而久之出現了上皮細胞病變（子宮頸癌前病變）的現象，病變的細胞經過5~10年穿過子宮頸上皮細胞基底層到實質層，就成為子宮頸癌。

其實在尚未有性行為之前，就可考慮施打疫苗，未來才能抵禦這些高危險群人類乳突病毒。假使已發生過性行為也沒有關係，先做子宮頸抹片，報告為正常的話，也可以施打。國內目前遵循美國臨床試驗的受試者統計，施打年齡暫定在9~26歲女性，在半年內總共需施打3針。

持續有最新的統計資料指出，疫苗對26歲以上年長的女性，以及男性朋友，都有高達90%的臨床保護效果。男性施打疫苗不僅僅是預防陰莖癌、肛門癌、生殖器菜花，對最親密的枕邊人也具有保護的效果。

關於疫苗常見的疑惑

● **子宮頸癌疫苗是不是還可以預防菜花？**

現在合格上市的疫苗有兩大藥廠推出，其中嘉喜疫苗為四價疫苗可以預防16、18、6、11型導致的子宮頸癌，癌前病變，和俗稱「菜花」的生殖器疣。另外一個廠牌的保蓓疫苗，則為兩價疫苗，可以預防16、18型所導致的子宮頸癌。

● 打了子宮頸癌疫苗就不用再做抹片了？

不是的，子宮頸癌疫苗只能預防七成的罹患機率，施打疫苗加上有性經驗之後，每年追蹤子宮頸抹片才是滴水不漏的不二法門。

● 疫苗的保護效期有多久？接種後還需要再追加嗎？

目前的研究顯示，疫苗在接種後十年還是有保護效力，不過子宮頸疫苗為新疫苗，需要更多研究資料來了解後續的效力、效期等等。

● 懷孕可否施打疫苗？哺乳時可否施打疫苗？

目前雖然沒有證據顯示對孕婦及胎兒有害，如果不知懷孕情況下不慎施打，也不需特別做流產手術，但仍建議等生產之後再接種，哺乳時也可以施打。

● 施打子宮頸癌疫苗，是否會助長青少年不安全的性行為？

很多父母都擔心，如果讓青春期的少男、少女施打子宮頸癌疫苗，是不是會助長青少年不安全的性行為？其實並沒有研究顯示青少年在接種疫苗後會變得比較想嘗試危險性行

為，相反地，推廣衛教和疫苗接種能讓青少年更懂得致病的機轉，也更會保護自己。

● 已經感染人類乳突病毒，還可以接種疫苗嗎？

可以的。雖然曾經測出有人類乳突病毒感染，80%的帶原者可以靠身體的免疫力自行清除，而且施打疫苗能大量增加血液中免疫抗體，預防下次的感染。如果正在感染中，也可以預防其他型別的感染。

● 接種疫苗安全嗎？可能會有副作用嗎？

子宮頸癌疫苗經過多個臨床研究證實，是有效且安全的，不會引起嚴重的副作用。較常見的不適症狀包括接種部位紅、腫、酸、痛，及頭痛、疲倦、發燒等，這些都會經過休息而緩解。

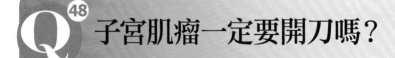

Q⁴⁸ 子宮肌瘤一定要開刀嗎？

除了手術以外，治療子宮肌瘤的方法也可用藥物和荷爾蒙，藥物除了緩解疼痛等症狀，也可以利用避孕藥讓經血量減少；另外還有新式的荷爾蒙針劑，製造假性停經現象，讓肌瘤縮小，但無法根除。

子宮肌瘤是最常見的婦科良性腫瘤，是因子宮肌肉細胞形成的不正常增生。30歲以上有20%婦女有肌瘤，而40歲以上更高達1/3的婦女有肌瘤。健保局統計，全台灣每年約有24000個婦女因為各式各樣的原因切除子宮，而最常見的原因就是肌瘤。

具體來說，肌瘤發生的原因科學家還在研究當中，除了種族、遺傳、肥胖等，也有學者推測與荷爾蒙刺激有關。超音波是最容易可以檢查出肌瘤的工具，進一步需要用到電腦斷層或是核磁共振時，則是當我們懷疑有惡性的可能時。

肌瘤的大小、數量，還有位置等，都會影響到症狀，通常用生長位置去分類：

①**漿膜下肌瘤**：生長空間大，較不受限制，通常長到很大才會有症狀，如壓迫到泌尿系統或是神經。

②**粘膜下肌瘤**：威力最強，最算是小小的也會造成經血過多、不正常出血、不孕或流產等。

③**肌肉層間質肌瘤**：最常見，可能使經血混亂或痛經，也可能因為壓迫到直腸和膀胱而導致便祕、頻尿。

　　不過，值得高興的是，大部分的肌瘤只需要長期的追蹤觀察就好，不需要特別的介入，就算是需要治療，也有多重選擇。

哪些狀況需要處理子宮肌瘤呢？

①大量經血所導致的貧血、頭暈、疲勞、沒有活力。

②極速長大的肌瘤，或是停經後肌瘤持續長大，則讓人擔心是惡性的可能。（肌瘤切下來後被診斷出惡性的機率，只有千分之三到五）

③肌瘤所導致的不孕，例如生長在子宮腔粘膜下肌瘤，會干擾著床或是重複流產。

④骨盆腔疼痛、性交疼痛、嚴重經痛。

⑤壓迫性症狀，比如頻尿、便祕（排便困難）。

　　治療子宮肌瘤的方法分為藥物和手術方面，藥物除了緩

解疼痛等症狀，也可以利用避孕藥讓經血量減少；另外還有新式的荷爾蒙針劑，製造假性停經現象，讓肌瘤縮小，只不過健保不給付價格昂貴，停藥後又回到原點，因此我們通常使用在無法立即安排手術的病人身上，讓肌瘤縮小一點再開刀。

手術方面，可以只切除肌瘤，當然也可以切除子宮（全子宮切除），還有切除子宮但保留子宮頸的次全子宮切除。假使已經沒有生育考量，切除子宮或是次全子宮切除是一勞永逸的方式，畢竟只切除肌瘤仍然會有復發的可能性（兩年內有1/4再度復發）。

很多人誤解切除子宮就是讓更年期提早到來，其實是個謬誤，只要保留卵巢就不會進入更年期。總而言之，肌瘤的治療方式和開刀方法都必須因人而異，量身打造，建議跟醫師充分討論各種手術的差異，和患者本身的需求再下決定。

卵巢癌的早期診斷真的不容易，因為早期時幾乎沒有症狀，接近70%的卵巢癌被診斷出來時都已經是第三期或是第四期了。常見的症狀有下腹、排便習慣改變、脹氣、食慾變差、體重短期內降低等等。

　　在婦產科領域的癌症上，無庸置疑的，卵巢癌算是最令人聞風喪膽的了。從我開始接受婦產科醫師訓練以來，眼睜睜看著卵巢癌奪走許多人的性命。更恐怖的是，一開始通常沒什麼症狀，等到覺得腹脹、腹痛、食慾降低時，卵巢癌都已經是第三期以上了。

　　即使現今的手術技術和化學治療等藥物都有長足的進步，但是對末期的卵巢癌仍然讓人束手無策。希望大家看了這一篇文章之後，能對卵巢癌有更充分的了解，並且知道自己何時不舒服，何時需看醫生，以期早期發現早期治療。

　　卵巢癌總共分為四大類，第一類是上皮癌，第二類是生殖細胞癌，第三類是生殖索-實質癌，而第四類是轉移癌，上皮癌佔了所有卵巢癌的80~90%，幾乎所有的研究都是以上

皮癌為主。

生育可以降低罹患卵巢癌風險

鼓勵生育真的有許多好處，流行病學統計起來，上皮癌就是發生在未生育過，早初經、晚停經的人、生越多胎、曾哺乳過，以及吃避孕藥者，都可以降低罹患卵巢癌的機率。

初步來看，卵巢癌和荷爾蒙有很大的相關性，有幾篇研究也發現「結紮」或是「切除輸卵管」可以降低卵巢癌風險，但還不能算是定論。

此外，卵巢癌也跟遺傳相關，約有5~10%的卵巢癌有家族史，如果姊妹或是母親有卵巢癌，會比一般人高出3倍的機率罹患卵巢癌。因此，有家族史的病人更要注意，關心自己的健康。

卵巢癌的早期診斷真的不容易，因為早期時幾乎沒有症狀，接近70%的卵巢癌被診斷出來時都已經是第三期或是第四期了。常見的症狀有下腹、排便習慣改變、脹氣、食慾變差、體重短期內降低等等。

其實，女性只要下腹不適都應該看婦產科，有時候靠內診可以摸到腫瘤本身，此外超音波是現在隨手可得又方便的

工具，每個女生每年可以做一次婦科超音波，在超音波的顯影下，通常開刀前都可以猜的出腫瘤是偏良性或是惡性，搭配腫瘤標記的抽血，會更加準確。

　　卵巢癌是必須經由手術後送病理報告才能判斷期別的癌症，除了該取下來的婦科器官及淋巴結以外，偶爾也因為侵犯的範圍很大，需要切腸子、肝臟等等，盡可能把可以看的到的腫瘤都清除乾淨，後續對化療的反應才會好。早期發現早期治療還是最重要的，所以每個女生都要記得每年跟婦產科醫師報到喔。

Q⁵⁰ 滿臉痘痘為什麼要看婦產科？

有可能是多囊性卵巢症候群，簡單來說就是一種內分泌代謝異常，被認為跟遺傳高度相關，通常患者的媽媽和姊妹也會有。患者通常胖胖的，長痘痘、長毛、皮膚出油、掉髮、膚色暗沉及具有雄性化徵象，或是慢性不排卵導致月經不規則甚至不孕。

　　有些女生長了滿臉痘痘，遍尋皮膚科，最後卻被皮膚科醫師建議到婦產科檢查，通常會覺得一頭霧水，婦產科到底跟皮膚有什麼關係呢？原來，這一切都是「內分泌」在作祟。

　　「多囊性卵巢症候群」簡單來說就是一種內分泌代謝異常，雖然病名聽起來文鄒鄒的又長，但其實是個古老的疾病，長久以來醫界對這個疾病的原因與表現都不十分清楚，只知道是一群月經不規則、卵巢呈現一大堆濾泡，而且有長痘痘長毛等雄性化表現的婦女，診斷方式更無一致的見解。

　　直到2003年初步有一個很有名的Rotterdam共識，最新的診斷包括三種狀況：(1) **月經次數少週期長**，(2) **雄性素高**，

(3) 卵巢在超音波下呈現多囊性的狀態，就被我們稱為多囊性卵巢症候群。

多囊性卵巢症候群和遺傳有關

多囊性卵巢症候群被認為跟遺傳高度相關，通常患者的媽媽和姊妹也會有。也有些理論認為與胰島素阻抗性相關，體內細胞無法有效利用胰島素，間接使雄性荷爾蒙增高，造成卵巢上有一大堆不成熟的濾泡。

此外，這一類多囊性卵巢症候群病人容易併發代謝症候群，一不注意飲食控制，體重就容易飆升。也因此，這類的患者通常胖胖的，長痘痘、長毛、皮膚出油、掉髮、膚色暗沉及具有雄性化徵象，或是慢性不排卵導致月經不規則甚至不孕。當醫師詢問病史家族史，並且配合臨床表現有所懷疑時，加上抽血和超音波，則可以更確定診斷。

多囊性卵巢症候群在許多方面都會造成病患的困擾，所以不同的病人我們會有不同的治療方法，比如無排卵的不孕或是還沒有要生育但長痘痘，要個別化治療。然而最重要的首重生活方式的調整：

①控制體重

肥胖是加重因子，所以要控制體重，減重常可以恢復正

常月經排卵。

②多運動

可改善胰島素的反應，以免日後罹患三高。

③飲食控制

不要攝取過多甜食，減少碳水化合物，白米飯以糙米取代，白麵包以全麥麵包取代。

有懷孕計畫的女性，醫師會先建議減重、運動規劃和飲食控制，配合排卵藥或是排卵針來增加受孕機率。暫時還沒有懷孕計畫的女性，我們常給予黃體素、口服避孕藥，或是降血糖的糖尿病藥物來治療，因為長期無月經、子宮內膜處於持續被雌激素刺激之下，可能會過度增生，而有子宮內膜癌的風險。

目前醫學還無法完全治癒這個內分泌障礙，但減重、運動、飲食控制，對多囊性卵巢症候群和其他許多疾病而言，是絕對有益無害的。

國家圖書館出版品預行編目資料

女性的疑難雜症關鍵50問 / 陳菁徽著.
第一版. -- 臺北市：文經社, 2014.08
面；公分. -- （文經文庫：C228）

ISBN 978-957-663-730-8 （平裝）
1.婦科 2.婦女健康

417.1   103018083

文經社

文經社網址 http://www.cosmax.com.tw/
http://www.facebook.com/cosmax.co
或「博客來網路書店」查詢文經社。

文經文庫 C228

女性的疑難雜症關鍵50問

作　　者	陳菁徽
發 行 人	趙元美
社　　長	吳榮斌
企劃編輯	黃佳燕
美術設計	朱海絹
出 版 者	文經出版社有限公司
登 記 證	新聞局局版台業字第2424號
社　　址	241-58 新北市三重區光復路一段61巷27號11樓（鴻運大樓）

編輯部

電　　話　(02)2278-3338
傳　　真　(02)2278-2227
E – mail　cosmax.pub@msa.hinet.net

業務部

電　　話　(02)2278-3158
傳　　真　(02)2278-3168
E – mail　cosmax27@ms76.hinet.net
郵撥帳號　05088806 文經出版社有限公司

印 刷 所	通南彩色印刷有限公司
法律顧問	鄭玉燦律師（02）2915-5229
發 行 日	2014 年 10 月 第一版 第 1 刷

定價／新台幣 220 元
Printed in Taiwan